まずはこれから！
医薬翻訳者のための英語

Essential English for Medical Translators

森口理恵 著

医学・薬学分野の翻訳者必携

イカロス出版

はじめに

　医療や医薬品は、私達の生活に密接に関わっています。新しい情報が日々発信されており、新型インフルエンザや放射能汚染の問題など、情報を整理して理解し、適切な行動をとることが必要となる事態も発生します。また、医療および医薬関連の企業では即戦力となる人材を求めており、英語力や専門知識、コミュニケーション力など、さまざまな能力が必要とされています。

　こうした医療および医薬の分野で使われる英語の基本的な用語・表現を取り上げ、情報を正確かつよりスムーズに理解できるように、そしてインターネットなどによって情報や知識を得る際の一助として役立てていただけるように、その意味と用例をわかりやすく解説したのが本書です。

　国際レベルでの開発競争が激しく、英語は必須といわれる医療・医薬分野に関心を持つ方々、またその分野の翻訳者を目指している、あるいはすでに翻訳業務に携わっている方々が、業界特有の英語をマスターする上で役立つものとなるよう心がけました。

　2001年に発売し、多くの翻訳者、医療・医薬品業界関係者に手にとっていただいた『医薬の英語』（絶版）に加筆・修正を加え、翻訳者の方に役立つ情報を新たにプラスしています。

　本書を通じて医薬に関する基本用語や業界特有の英語表現を正しく理解していただき、翻訳の仕事や医療・医薬品業界内での日々の業務、さらには日常生活に活かしていただければ、筆者としてこれに勝る喜びはありません。

2011年　7月

森口理恵

本書の使い方

本書は医学・薬学分野の翻訳で頻出の用語を集めています。翻訳志望者はもちろん、医薬に関わるボキャブラリーを増やしたいと思っている方のために、一般の辞書ではわかりづらい医薬特有の用語・言い回しを解説しています。

＜用語解説ページ＞

用語は頻出順
用語の掲載はアルファベット順や五十音順ではありません。医薬関連文書での頻出順、翻訳の仕事でよく使う順に並べています。前から順に読んでいくと、その分野の理解が深まります。
＊アルファベット順、五十音順の索引は巻末に掲載しています。

1
⇒ 保険に関する用語

2
point of service POS／ポイントオブサービス **3**

アメリカで行われているマネージド・ケアの一形態で、患者は、保険会社と契約している医療施設だけではなく、契約外の医療機関も選択することができますが、保険でカバーされるには、指定された主治医の事前承認が必要です。保険料は、HMOとPPOの中間程度です。

Medicare／Medicaid メディケア／メディケイド

アメリカの公的な医療保険制度です（1965年創設）。「メディケア」は連邦政府が運営する高齢者向けの制度、「メディケイド」は州が運営する低所得者と身体障害者に向けた制度です。メディケアやメディケイドでカバーされない人は民間の医療保険に入りますが、個人で保険をかける余裕のない人々も多く、国民の7人に1人が無保険者（people without insurance, noninsure(s)）だといわれています。

National Health Service 国民保健サービス

NHSと略します。イギリスで1948年に導入された、誰もが無料で医療を受けられる

⇒ カルテに使う表現

medical record

医師が患者に行った治療を記録し、病名、主な症状、薬の処方（medi（laboratory test results）などが書

chief complaint

患者が来院する理由となった自覚症状（ここ2カ月間、上腹部が痛い）などのいた表現のまま記録されます。症例female presented with a chief coの白人女性が口蓋の病変を主訴と

present illness

主訴の発現日（date of onset）、症

1 インデックス
紹介する用語が医薬業界のどの分野で使われるかがわかります。

2 用語・言い回し
医薬業界で一般的に使われる用語から、慣用的に使われる独特な言い回しまで広く紹介していきます。

3 解説
単に用語の意味解説だけではなく、例えば、何を目的とした実験でどのように表現されるかといったことも併せて解説します。用語や言い回しをより具体的に捉えることができます。

＜各章の導入＞

「医療に関する用語」を学ぼう

学習のPOINT

「予後良好」や「転帰不良」など、診療の場で使われる専門用語の意味と表現を知っておきましょう。医療経済分野の文書も翻訳対象となることが多く、包括化や薬価改訂などの保険関連の用語、外国の保健医療制度などの幅広い知識が必要です。

● 学習のPOINT

この分野ではどのような用語を紹介するのか、またその用語はどんな文書で使われるか、翻訳者にとってはどのぐらい重要なのか、その分野をどう学べばいいのかを解説します。

こう使われる！ 頻出フレーズ

＊**The clinical course is typically benign and self-limited; symptoms usually resolve within a few months to a year.**

臨床経過は通常は良好で、自己限定的な経過をとる。症状は通常、数カ月～1年以内に消失する。

＊**Early diagnosis and treatment yield an excellent prognosis.**

早期診断と早期治療を行えば、予後は良好である。

＊**In patients with persistent fever and neutropenia, Drug A is administered empirically for the early treatment and prevention of clinically occult invasive fungal infections.**

● こう使われる！ 頻出フレーズ

この章で取り上げる用語が具体的にどう使われるか、フレーズを示します。研究・開発の報告書や論文を読むときなどに役立ちます。

医薬翻訳者のための英語 CONTENTS

はじめに 3

本書の使い方 4

第1章　薬の投与に関する基本表現 9
　学習のポイント／こう使われる！頻出フレーズ 10
＊投与 12
＊吸収と分布、排泄 18
＊薬物の代謝 19
＊薬物動態の指標 24

第2章　薬理学の基本表現 31
　学習のポイント／こう使われる！頻出フレーズ 32
＊薬理学の基本用語 34
＊薬の名称 40
＊製剤上の工夫 43
＊添付文書の表現 44

第3章　抗生物質・感染症に関する表現 51
　学習のポイント／こう使われる！頻出フレーズ 52

第4章　遺伝子に関する表現 71
　学習のポイント／こう使われる！頻出フレーズ 72

第5章　免疫に関する表現 85
　学習のポイント／こう使われる！頻出フレーズ 86

第6章　動物実験に関する用語 95
　学習のポイント／こう使われる！頻出フレーズ 96
＊実験動物・実験室 98
＊動物実験の種類 106
＊動物実験の評価項目 107
＊生殖試験 109
＊遺伝毒性試験. 112

第7章　臨床試験に関する用語 117
　学習のポイント／こう使われる！頻出フレーズ 118
＊臨床試験 120
＊市販後調査 142

第8章　統計解析の用語 147
　学習のポイント／こう使われる！頻出フレーズ 148

第9章　検査の表現 159
　学習のポイント／こう使われる！頻出フレーズ 160
＊臨床検査 162
＊組織標本. 177
＊実験テクニック 180

第10章　製薬業界の表現 189
　学習のポイント／こう使われる！頻出フレーズ 190

第11章　医療に関する用語 203
　学習のポイント／こう使われる！頻出フレーズ 204
＊病院の用語 206
＊保険に関する用語 215
＊カルテに使う表現 221

最後に
これから医薬翻訳者を目指す人へ
医薬翻訳の仕事と学び方 223

＜コラム＞
略語を知ろう 84
オンライン上で公開されている用語集 158
翻訳に役立つWEBサイト 188

英文索引 240

和文索引 255

・本書は『医薬の英語』(2001年刊・絶版)の内容に、大幅に加筆・修正を加えています。
・記載内容は2011年6月現在のものです。

第1章
薬の投与に関する基本表現

医薬の翻訳では薬の開発に関する文書は非常に多くなりますが
まずは薬を使う側の視点の用語を理解しておくとスムーズだと思います。
薬の投与や代謝についての用語を紹介します。

投与	12ページ
吸収と分布、排泄	18ページ
薬物の代謝	19ページ
薬物動態の指標	24ページ

※各項目の用語は、頻出順に並べています。
アルファベット順、五十音順ではありません。
順に読んでいくことで、理解が深まります。

「薬の投与に関する基本表現」を学ぼう

学習のPOINT

医薬品は、いつ、どれだけ、どのように摂取するのかが重要です。用量（dose）、投与経路（route）、投与間隔（interval）、投与期間（duration）の情報が明記されるので、それをしっかり読み取り、訳す必要があります。また薬の血液中の濃度と効果との間には密接な関係があるため、摂取した薬がどのように吸収、分布、代謝され、排泄されるのか（「薬物動態」と呼ばれます）を把握することも重要です。

■薬の投与に関する表現はどんな文書の翻訳に出てくるのか

薬に関するあらゆる文章に、投与量、経路、頻度と期間についての表現が出てきます。医薬品の添付文書、臨床試験の計画書や報告書、副作用報告などに、必ず投与についての基本的な情報が書かれています。薬物動態は、臨床試験で検討される項目であり、添付文書にも示されています。

●翻訳者にとって重要度は？

医薬品は期待する効果を得るためには正しく用いる必要があり、使い方を間違えば大変な影響が現れるものですから、正確な翻訳が求められます。薬物動態の文章では、分布容積（volume of distribution）や血中濃度時間曲線下面積（AUC）などのさまざまなパラメータが出てきます。算出方法や数値の意味するところを知っておけば、自信を持って訳すことができます。

●学習のコツ

呈示される情報の種類は、量、頻度、経路、期間、食前・食後の別、点滴する場合は速度と時間など、どのような医薬品であっても似通っているので、何種類かの表現に触れておけば対処できるようになります。独立行政法人医薬品医療機器総合機構の「医薬品医療機器情報提供ホームページ」（http://www.info.pmda.go.jp）で閲覧できる医療用医薬品の添付文書と、同じ薬剤の英語版添付文書（Googleなどで医薬品の英名と"prescribing information"を組み合わせて検索すれば見つかります）を見比べるなどして、表現を確認しておきましょう。

こう使われる！ 頻出フレーズ

＊**The recommended therapeutic dose is 4 mg BID (8 mg/day) administered orally.**

推奨用量は、1回4mg 1日2回（8mg/日）経口投与である。

＊**Adults: Initially, 1.5 mg P.O. b.i.d. with food. If tolerated, dosage may be increased to 3 mg b.i.d after 2 weeks of treatment.**

成人：投与開始時には1回1.5mgを1日2回食後に経口投与する。忍容性が認められる場合、2週間後に1回3mg1日2回に増量してもよい。

＊**Drug A doses were titrated upwards at 3-week intervals until effective blood pressure control was achieved without adverse events.**

薬剤Aの用量は3週間ごとに漸増し、血圧が良好にコントロールされ有害事象を認めない用量で維持する。

＊**Single oral doses of Drug A (100 mg) administered to healthy volunteers produced decreases in supine blood pressure.**

健常被験者に対して薬剤A（100mg）の単回経口投与を行ったところ、仰臥位血圧の低下がみられた。

＊**Drug A is extensively metabolized by the liver (85%), and only 10% of the drug is excreted unchanged in the urine.**

薬物Aは主に肝臓で代謝され（85%）、未変化体として尿中に排泄されるのはわずか10%である。

＊**Drug A induces cytochrome P-450 and may result in lower plasma concentrations of other concomitantly administered drugs, e.g., protease inhibitors and oral contraceptives.**

薬物AはチトクロームP-450を誘導するため、プロテアーゼ阻害薬や経口避妊薬などの併用薬剤の血漿中濃度を低下させることがある。

＊**Maximum plasma concentration (C_{max}) and the area under the curve (AUC) of Drug A increase in a dose-proportional manner over the therapeutic dose range.**

臨床用量の範囲では、薬物Aの最高血中濃度（C_{max}）と血中濃度時間曲線下面積（AUC）は投与量に比例して増加した。

⇒ 投与

administer　投与する

the doctor administered Drug A to himやthe doctor administered him Drug Aというgiveと同じ形で使われる動詞です。論文などでは、薬を主語にするDrug A was administered to patients/animalsや、投与される側を主語にするpatients/animals were administered Drug Aと受動態がよく使われます。

treat　治療する／処置する

〈(人／動物) is treated with (薬剤名)〉という形で使います。患者を治療する場合だけではなく、動物実験や細胞を使った実験の場合にもtreatを使い、試験管内やプレートを用いて実験室内で行う*in vitro*試験では「〜で処理する」と表現します。cells were treated with trypsinという文章は、(試験管などで培養した)細胞をトリプシンで処理したという意味です。

receive　受ける

投与は医師や研究者の行為ですが、投与される側の行為をreceiveで表せば、〈(人／動物) receive (薬剤／処置)〉と表現できます。臨床試験の報告書でよく見かけるプラセボ群、〈薬剤名〉群は、プラセボまたは被験薬を投与した患者のグループという意味ですが、英語ではpatients receiving placeboやpatients receiving Drug Aという表現もよく使われます。

give　与える／投与する

administerと同じ意味でgiveを使うこともあります。〈(薬剤) is given to (人／動物)〉と、薬を主語にする書き方と、〈(人／動物) is given (薬剤)〉のいずれでも使われます。

take　服用する／吸入する

患者自らが薬を使うことを表す動詞です。takeはどんな剤形（錠剤、坐剤、吸入剤など）でも使うことができます。the patient took the medication for five daysという文章でのtakeは、日本語では錠剤を口から摂取する場合は「服用する」、吸入剤の場合は「吸入する」、坐剤の場合なら「使用する」と表現します。

dose　用量／投与する

doseには、「用量」（1回に投与する量）という意味があります。Drug A is administered at a dose of 5 mg twice daily（薬剤Aを1回5mg、1日2回投与する）などと使います。doses ranged from 20 mg/m^2 to 320 mg/m^{2}とは、1回に投与する量が下は20 mg/m^{2}から上は320 mg/m^{2}までと幅があることを意味しています（m^2＝体表面積）。
a doseを「1回の投与」と考えると読みやすい場合もあります。the patient received seven doses of Drug A（患者に薬剤Aを7回投与した）などの文章では、doseは投与の回数を意味しています。
また、薬を与える行為である「投与」の意味で使うこともあります。the plasma levels of Drug A at 24 hours post dose（投与24時間後の血漿中薬物濃度）などとします。また動詞としては、doseはtreatと同じ形で、rats were dosed with ABC at 6 mg/day for 21 days（ラットに対し、ABCの6mg/日を21日間投与した）などと使います。

dosage　用量／投与量／投与量の決定

dosageは投与量を表す単語です。dosageとdoseはほぼ同じ意味で使われることが多いのですが、厳密にいえば、doseが1回（1日）に投与する量を示すのに対して、dosageは1回に投与する量や投与する頻度、回数も含めた投与計画全体を意味するという違いがあります。

⇒ 投与

dosage regimen　用法

薬の1回量（size of dose）、1日の服用回数などの頻度（frequency of doses）と、期間（duration of treatment）や総投与回数（number of doses）を示した投与計画のことで、日本では「用法」と呼ばれます。

dosage form　剤形／剤型

「剤形／剤型」とは、医薬品の形状のことです。錠剤、カプセル、軟膏、点眼剤などさまざまな剤形の医薬品が販売されています。錠剤、カプセル、坐剤はsolid dosage form、クリーム、軟膏、ジェルなどの外用剤はtopical dosage form、注射剤はinjectable dosage formと呼びます。

dosing regimen　用法

dosing regimenは、1日単位での薬のとり方、つまり1回の量と投与の頻度を示す用語です。dosage regimenと同じような意味で使われますが、こちらは1日のうちの薬のとり方を表し、「何日投与する」という期間は含まない傾向があります。a dosing regimen of 400 mg tid（400mgを1日3回）などと表現します。

dose / dosing interval　投与間隔

1回の投与から次回の投与までの期間のことです。1日1回投与する薬の場合、投与間隔は24時間になります。dosing intervalは、a dosing interval of 8 hoursと表現する場合は8時間間隔で投与することを意味します。at the end of the dosing intervalは次回投与時刻の直前と解釈しましょう。

dose/dosing frequency　投与の頻度

経口薬の場合、1日に3回などと単位時間（1日、1週間など）あたりの投与回数を決めて投与することが一般的です。1回100mgを1日1回投与する場合は、100 mg once dailyと表現します。1回100mgを1日2回投与する場合は、100 mg twice daily/a dayといい、8時間おきに100mgずつ投与する場合は、100 mg every eight hoursといいます。

bid　1日2回

処方箋や専門文書では、1日の投与回数を示す略語がよく使われます。odまたはqdは1日1回、bidは1日2回、tidは1日3回、qidは1日4回、Q8Hは8時間ごと、Q12Hは12時間ごとを意味します。400 mg bidとは、1回に400mgを1日2回投与するという意味で、1日量は800mgになります。

divided doses　分割投与

投与量は「1回量×頻度」で表すほかに、1日量と分割回数で表す場合があります。150 mg/day in three divided doses（1日150mgを3分割して投与）、300 mg/day（divided into three doses）などとします。

route of administration　投与経路

Drug A is administered orally（A薬を経口投与する）や、patients receive Drug A intravenously（患者にA薬を静脈内投与する）のように、副詞で投与経路を表す表現があります。経路を示す副詞には、intravenously（静脈内）、intramuscularly（筋肉内）、sublingually（舌下）、intrarectally（直腸内）などがあります。

⇒ 投与

p.o. / i.v.　経口投与／静脈内投与

経口投与(oral administration)や静脈内投与(intravenous administration)など、一般的な投与経路は略語で表すことが多くあります。経口投与はp.o.、静脈内投与はi.v.、筋肉内投与(intramuscular a.)はi.m.、皮下投与(subcutaneous a.)はs.c.と略します。p.o.とピリオドをつけるかわりに、POやpoと表現することもあります。

duration of administration　投与期間

薬の投与を考えるときにroute(投与経路)やdose(用量)、frequency(投与頻度)とともに重要なのが投与期間です。決まった用法で薬を用いる期間が投与期間です。Drug A 500 mg PO BID for 7 days(薬剤Aを1回500mg、1日2回の用量で7日間経口投与する)のように表します。

dose titration　用量漸増法

患者の反応をみながら徐々に用量を増減させて、最適な用量を探る方法のことを「用量漸増法」といいます。漸増がupward titration、これに対して用量を徐々に下げる漸減がdownward titrationです。titrateはthe dose was titrated from 150 to 300 mg/day(用量は150mg/日から300mg/日まで漸増した)などと使います。

effective dose　有効量

薬物は、ある量を越えて投与しなければ効果は出ません。適当な量を投与すると期待する効果が現れますが、多すぎると中毒作用が現れます。薬の効果が出ない量のことを「無効量」(no-effect dose)、期待される効果が出る量を「有効量」(effective dose)、望ましくない影響が出る量を「毒性量」(toxic dose)、毒性症状のために死に至る量を「致死量」(lethal dose)と呼びます。

dose-response curve　用量反応曲線

動物にさまざまな量の薬物を投与する実験を行って、用量を横軸に、影響を縦軸にとってグラフを作ると、途中からうなぎ昇りになるもののやがて頭打ちになるS字状の曲線が描かれます。これを「用量反応曲線」と呼びます。このグラフから得られる、どの量から効果が現れ、どこで頭打ちになるかという情報は、薬の作用を知る基本になります。

dose-response relationship　用量反応関係

dose-effect relationshipとも呼びます。用量が上がると影響が大きくなる関係がみられることを、「用量反応関係がある」と表現します。実験で認められた所見が、偶然の産物か、薬物の影響かを判断するには、用量反応関係の有無をみる必要があります。

dose-dependent / dose-related　用量依存的な

投与量が上がるほど影響が大きくなることを、「用量依存性」と呼びます。用量依存性が認められれば、現れた影響が薬物によることの裏付けとなります。Drug A inhibited cell proliferation in a dose-dependent/related manner（薬物Aは細胞増殖を用量依存的に抑制した）などと使います。

⇒ 吸収と分布、排泄

▌pharmacokinetics　薬物動態

「薬物動態学」とは、薬物の生体内での動きを調べる学問のことです。薬物の吸収（absorption）、分布（distribution）、代謝（metabolism）と排泄（excretion）を調べます。これらの頭文字をとって、ADME（アドメ）と呼ぶこともあります。医薬品が効果を発揮するには、有効成分が血液中に入り、必要な濃度に達する必要がありますが、濃度が上がりすぎると望ましくない作用（副作用）が現れます。薬物動態の研究は、医薬品の有効性（efficacy）や安全性（safety）の検討に欠かせないステップです。

▌absorption　吸収

「吸収」とは、薬物が皮膚や粘膜を越えて、全身を循環する血液の中に入ることを意味します。経口投与する薬の場合は、薬物が消化管の壁を越えて血液中に入ることをいいます。alcohol is absorbed directly through the stomach wall into the bloodstream（アルコールは胃壁から吸収されて血流に入る）やABC is quickly absorbed through the skin into the bloodstream（ABCは皮膚から速やかに吸収されて血流に入る）と表現します。

▌distribution　分布

「分布」とは、投与した薬物が体内の組織に分散することを意味します。薬が水溶性か脂溶性か、あるいは分子が大きいか小さいかによって、体内での薬物の広がり方が違ってきます。the drug is widely distributed in tissues（組織に広く分布する）や、... is distributed throughout the body（全身に分布する）、あるいは...is distributed to target organs（標的臓器に分布する）などと表現します。

▌excretion　排泄／移行

体内に入った薬物やその代謝物が体の外に出る液や呼気（吐く息のこと）になって出ることを意味します。英語ではexcretionの1語で表しますが、日本語では出るところによって表現が変わるので注意が必要です。胆汁中や尿中であれば「排泄」（the drug is excreted in bile/urine）、母乳なら「移行」（the drug is excreted in milk）と使い分けます。

penetrate　移行する

投与した薬物が組織に到達することです。感染症の治療薬によく使われる表現です。体内で増殖している細菌を殺したり増殖を抑えるために投与する抗菌剤は、感染部位にたどり着かなければ効果は出ません。このため感染症の治療薬については、投与後の血中濃度と組織濃度の比を出して、組織への移行を調べる試験が行われます。Drug A penetrates into the middle ear fluid of children with secretory otitis media (薬物Aは、滲出性中耳炎の小児の中耳滲出液中に移行する)などと使われます。

⇒ **薬物の代謝**

first-pass effect　初回通過効果

経口投与した薬剤は、消化管の中で崩壊・分散して有効成分が液体に溶け、溶液になります。溶けた薬物は消化管の壁を越えて吸収され血液中に入り、門脈(portal vein)を通って肝臓に運ばれた後、全身を循環する血液中に入ります。腸壁や肝臓には、薬物を代謝する酵素が多く含まれているため、薬物がここを通過する段階で、一部が壊されたり代謝されたりします。この現象を、「初回通過効果」と呼びます。

例えば狭心症治療薬のニトログリセリン舌下錠は、飲みこんでしまうと効果が出ません。ニトログリセリンは初回通過効果を受けやすいため、消化管の中に入ってしまうと90％以上が腸壁や肝臓で壊されてしまい、標的とする臓器(心筋に血液を供給する冠動脈)に到達しないからです。ニトログリセリン舌下錠を口の中で溶かせば、口腔粘膜から吸収されたニトログリセリンが肝臓を通らずに循環血に入るため、効果が現れます。

⇒ 薬物の代謝

conjugation　抱合

薬物の代謝(解毒機構)のひとつです。脂溶性の薬物にグルクロン酸や硫酸が結合して、体外に排泄しやすい水溶性の物質に変える反応です。抱合反応により生じた代謝物を抱合体(conjugate)と呼びます。抱合体になった薬物は、薬理作用を発揮しません。

enterohepatic circulation　腸肝循環

薬物が腸と肝臓の間をぐるぐる回ることを「腸肝循環」と呼びます。脂溶性の薬物は、肝臓で代謝を受けた後、水溶性の抱合体となって胆汁と一緒に十二指腸に放出されます。抱合体は腸管から吸収されないため、便と一緒に排泄されますが、腸内細菌が抱合体を分解して元の脂溶性物質に戻してしまうと、薬物はまた腸管から吸収され循環します。

systemic circulation　全身循環

全身を巡る血液循環のことです。左心室から出て右心房に戻る血流です(左心室→大動脈→動脈→全身の組織→静脈→大静脈→右心房)。経口投与した薬物は肝臓を通らなければ全身循環に入りませんが、静脈内投与や舌下投与などの非経口投与(parenteral administration)を行うと、薬物は直接全身循環に入ります。

cytochrome P-450　チトクロームP-450

肝臓にある一連の薬物代謝酵素で、脂溶性の薬物を水溶性の物質に変える酸化反応に関わります。さまざまな薬物の代謝に関わり、相互作用(薬の飲み合わせによる悪影響)の原因にもなるため、重要視されています。P-450にはさまざまな種類(分子種)があり、CYP2D6、CYP3A4などのサブタイプが確認されています。

enzymes responsible for biotransformation of drugs 薬物代謝酵素

薬物の代謝(分解して無毒化する過程)に関わる一連の酵素を「薬物代謝酵素」と呼びます。薬物代謝酵素は主に肝臓にありますが、腎臓、肺や消化管にも少しあります。薬物代謝は、2段階に分けられます。第1段階では、薬物は酸化(oxidation)、還元(reduction)や加水分解(hydrolysis)を受けます。第2段階は、抱合(conjugation)と呼ばれる反応で、グルクロン酸、硫酸、酢酸またはアミノ酸が薬物に結合して、薬物は効果を失います。

薬物代謝は、脂溶性の薬物の水溶性を高める反応であるともいえます。水溶性の物質は腎臓から簡単に排泄されるため、水溶性にすることは、体にとって最も手っ取り早い処理方法なのです。

drug interaction 薬物相互作用

薬の飲み合わせや、薬と食べ物の取り合わせの結果、悪影響が出ることをいいます。医薬品業界では、ある薬物や食物が別の薬物の代謝に影響を及ぼすことで現れる相互作用が問題視されます。

例えば、ある薬物または食品が、薬物代謝酵素Aを阻害する性質を持つとします。この薬物または食品をとると、酵素Aが手薄になります。そこへ酵素Aの代謝を受ける他の薬を併用すると、併用薬は普段より代謝を受けにくくなるため、併用薬の血中濃度は普段より高くなって効果が強く出たり、副作用が現れたりします。また、ある薬物または食品が、肝臓にある薬物代謝酵素Aを増やす(誘導する=induce)場合もあります。薬物または食品によって酵素Aが増えるところに、酵素Aの代謝を受ける他の薬を併用すると、併用薬が普段より早く代謝されてしまうため、併用薬の効きが悪くなります。

⇒ 薬物の代謝

enzyme induction　酵素誘導

ある薬物を長期間使い続けると、薬の効きが悪くなることがあります。その薬物の代謝に関わる酵素が増えてしまい、代謝が促進される(つまり薬が普通より早く分解されてしまう)ことが原因のひとつと考えられています。このように薬物によって特定の代謝酵素が増える現象を、「酵素誘導」と呼びます。

parent/unchanged compound　未変化体／親化合物

薬物は体内に入ると代謝を受けますが、全てが一度に代謝されるわけではなく、一部は変化を受けない形のままで体内に存在します。このように体に入った後も代謝を受けず、元のままの化学構造を保っている薬物を「未変化体」と呼びます。英語ではparent compoundというため、日本語でも「親化合物」とすることがありますが、「未変化体」の方が一般的です。compoundの代わりにdrugを使うこともあります。peak plasma levels of the parent compound and its metabolites are reached within 1 hour（未変化体と代謝物の血漿中濃度は投与後1時間以内にピークに達する）のように使います。

metabolite　代謝物／代謝産物

薬物が代謝を受けた結果として生じた物質を代謝物または代謝産物と呼びます。最も多く存在する代謝物をmajor metabolite（主代謝物）といいます。未変化体のどこがどのように変化したかを示すために、14-OH metabolite（14位水酸化体）などと表現することもあります。これは、14位が水酸化された代謝物という意味です。

position　位(い)

有機化合物(炭素を含む化合物)の形を表すときは、いわゆる亀の子マークからなる図形を使います。これを構造式(→41ページ)と呼びます。分子を構成する炭素には、住所でいう番地にあたる番号がつけられており、それを位(position)と呼びます。

例えばコレステロールはステロイド骨格を持つ物質で、ステロイド骨格を作る炭素原子には1～17の番号が振られています。構造式の左端にある水酸基(–OH)は3番目の炭素についているので、a hydroxyl group at position 3(3位の水酸基)と表現します。

functional group　官能基

有機化合物の分子についている、–OH(水酸基=hydroxyl group)、–COOH(カルボキシル基=carboxyl group)、$-NH_2$(アミノ基= amino group)などの、特徴的な反応を示す原子団の総称です。

active　薬理活性を持つ

体内に入った薬物が代謝を受けると、化学構造が少しずつ違う代謝物が何種類も作り出されます。薬物は、特定の構造をしているときだけ薬としての働きを示します。ある物質が薬としての作用を発揮することを、active(薬理活性を持つ)と表現します。逆に薬としての作用を持たないことはinactive(不活性)と形容します。active metabolite(活性代謝物)とは、薬としての作用を持つ代謝物のことです。

⇒ 薬物の代謝

labeled compound　標識化合物

分子のある部分に、目印となる原子や分子をつけた化合物のことです。薬物の分子の特定の位置に同位体（同じ性質をもつが重さの異なる原子のこと。たとえば水素（H）は自然界に ^{1}H、^{2}Hと^{3}Hと呼ばれる3種類の同位体があります）を入れた標識化合物は、放射性標識化合物（radiolabeled compound）と呼ばれ、例えば ^{14}C（炭素の同位体）で標識した薬物は〈^{14}C-（薬物名）〉と表記します。薬物を投与した後、血液、尿や便を定期的に採取して、試料中の放射能濃度を測定すれば、投与した薬の代謝・排泄速度を正確に知ることができます。

⇒ 薬物動態の指標

blood concentration　血中濃度

血液内に含まれる薬物の濃度のことです。測定に使う試料によって、plasma concentration（血漿中濃度）、serum concentration（血清中濃度）、whole blood concentration（全血中濃度）と使い分けることもあります。例えば血漿中テストステロン濃度はplasma testosterone concentrationやplasma concentration of testosteroneと表現します。

peak blood concentration　最高血中濃度

薬の投与後の時間を横軸、血中薬物濃度を縦軸にとって濃度の経時変化をグラフとした場合に認められる最も高い濃度を、最高血中濃度と呼びます。「ピーク濃度」と呼ぶこともあります。C_{max}という記号で表します。

T_{max}　最高血中濃度到達時間

薬の投与後の時間を横軸にとり、血中濃度を縦軸にとって濃度の経時変化をグラフで描くとき、血中濃度が最大になるときの時間を「最高血中濃度到達時間」（time to peak concentration）といいます。T_{max}という記号を使います。効果発現時間（効き始めるまでの時間）と関係するパラメータです。

elimination half life　消失半減期

体内または血液内の薬物濃度が半減するまでにかかる時間のこと。半減期（half-life）または$T_{1/2}$と表現します。消失半減期の長短は、薬の効果が長続きするか早く消えるかを知る手がかりになります。消失半減期が長い薬ほど、効果は長続きします。また、投与した薬物がほぼ全て体外に排泄されるには、消失半減期の5倍の時間が必要とされています。

AUC　血中濃度時間曲線下面積

area under the curve of concentration versus timeの略。薬の投与後の時間を横軸、血中濃度を縦軸にとって描いた曲線と、横軸で囲まれる部分の面積のことです。単位は$\mu g \cdot hr/mL$や$mg \cdot hr/mL$など。血液中に移行した薬物の量を示す指標になります。AUC_{0-24}は、投与24時間後までのAUCのことを意味します。

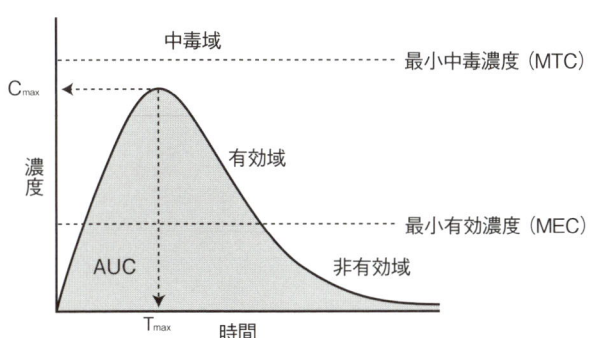

⇒ 薬物動態の指標

volume of distribution　分布容積

Vdと略します。(体内にある薬物の量)÷(血漿中薬物濃度)で求められる値のことです。単位はL/kgまたはmL/g。薬物の組織移行性(薬物が血液中から組織に移行しやすいかどうか)を示すパラメータで、分布容積が大きいほど組織移行性が高いことを示します。薬物動態を考える上での定数で、実際の測定値ではないため、apparent volume of distribution(見かけの分布容積)と呼ばれることもあります。

biphasic elimination　二相性の消失

時間と濃度の曲線をみると、一定の半減期で消失する薬物と、途中から消失パターンが変わる薬物があります。2段階の消失パターンを示すことを「二相性の消失」と呼びます。各相をinitial/terminal phase (初期相と終末相)、alpha/beta phase (α相とβ相)、first/second phase (第1相と第2相)などと呼び、それぞれの半減期をinitial/terminal half life、alpha/beta half life、または$T_{1/2\alpha}$と$T_{1/2\beta}$と表現します。

steady state　定常状態

薬を経口投与して、血中薬物濃度を縦軸、時間を横軸にとってグラフを描くと血中薬物濃度はゼロからピークに達した後、ゼロに戻る山を描きます。最初の服用から数時間後の、血中濃度が下がりきらない段階で次の薬を服用すると、ピーク濃度は初回投与後のピーク濃度より高くなります。また数時間後に飲むと、ピーク濃度はさらに上がります。これを何回か続けると、ピーク濃度の伸びが頭打ちになり、山の高さが安定します。この山の高さが安定する状態を、定常状態と呼びます。

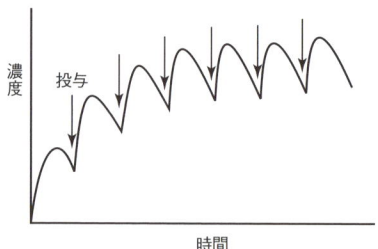

steady-state concentration　定常状態濃度

薬物の体内動態が定常状態に達した後の濃度のことを指します。peak steady-state serum theophylline concentration（定常状態でのテオフィリンの最大血清中濃度）や、trough concentration at steady state（定常状態でのトラフ濃度）のように表現します。

trough blood concentration　血中トラフ濃度

薬を一定の投与間隔で繰り返し投与する場合、血中薬物濃度は一定の幅で推移します。投与後しばらくしてピークに達した後は徐々に下がり、次回投与の直前に最低になります。次回投与前の血中濃度を、trough concentration（トラフ濃度）と呼びます。

高血圧症治療薬（降圧剤）は、血圧を適切な範囲でコントロールする目的で投与します。長く使い続ける薬ですから、患者の負担にならないように1日1回の服薬でよいという医薬品も多く出ています。血中薬物濃度の日内変動が大きいと血圧の変動も大きくなりますから、血中濃度をいかに一定に保つかが開発の重要なポイントになります。ピーク濃度とトラフ濃度の差が小さい、つまりピーク／トラフ比（P/T比）が小さい薬剤が理想とされています。

therapeutic range　治療域

therapeutic windowともいいます。薬物の効果は、体内での濃度がある値を越えるとはじめて現れます。また濃度が上がりすぎると、副作用が現れます。効果が現れる濃度と毒性が現れる濃度の間（具体的にはED_{50}とLD_{50}の間、28ページ参照）を「治療域」と呼びます。長期間使う薬の場合、血中薬物濃度は常に治療域の枠内で推移させる必要があります。

薬物動態の指標

ED$_{50}$　50%有効量

投与した動物や人の半数に効果をもたらす薬物の量のことをED$_{50}$（median effective doseの略）と呼びます。実験動物にさまざまな用量の薬物を投与する実験を行うとします。各用量について特定の反応（血圧が下がるなど）が現れた動物の割合を求めて、横軸に用量、縦軸に反応出現率をとってグラフを描くと、0％から100％まで伸びるS字型の曲線が得られます。反応出現率が50％となる用量が、ED$_{50}$です。

LD$_{50}$　50%致死量

投与した動物の半数を死亡させる薬物の量のことをLD$_{50}$（median lethal doseの略）と呼びます。実験動物にさまざまな用量の薬物を投与して、各群の動物の死亡率を求めます。横軸に用量、縦軸に死亡率をとってグラフを描くと、0％から100％まで伸びるS字型の曲線が得られます。死亡率が50％となる用量が、LD$_{50}$です。

loading dose　初期量／負荷量

薬は一定量を一定間隔で投与することが多いのですが、血中濃度の推移を早く定常状態に持っていきたい場合には、初回だけ高用量を投与する場合があります。この場合の初回用量をloading dose（初期量または負荷量）と呼びます。

maintenance dose　維持量

望ましい治療効果を維持するために必要な用量を維持量と呼びます。薬は投与を開始した後も症状の有無や血中薬物濃度を調べたり、各種の検査を行ったりしながら、必要最低限の用量に調節します。 the infusion was continued at a maintenance dose of 5 mg/kg/day（維持量5mg/kg/日で輸注を続行した）などと使います。

protein binding　タンパク結合

血液中にある薬物の分子は、遊離(free)の状態で存在するものと、血液中のアルブミンやグロブリンなどのタンパク質と結合した形で存在するものがあり、タンパク質に結合した薬物分子が血液中の薬物分子全体に占める割合（タンパク結合率）は、薬物によって異なります。タンパク結合率の高い薬物を複数投与すると、薬物が結合するタンパク質の取り合いになって、タンパク質と結合しそこねた薬物、つまり遊離の薬物の濃度が上がり、薬の効き目が変化することがあります。

free drug / unbound drug
遊離の薬物／非結合形薬物

遊離の薬物とは、タンパク質に結合していない薬物や、抱合を受けていない薬物のことです。薬が作用を発揮するのは遊離の薬物だけで、タンパク質と結合した薬物や抱合体は薬理作用を発揮しません。

bioavailability　バイオアベイラビリティ

投与された薬物が全身を巡る血液に入る速度と量のことです。ある量の薬物を経口投与した場合のAUCを求めて、同じ量の薬物を静脈内投与した場合のAUCで割った値として求めます。経口投与の場合、消化管からの吸収率、肝臓や腸壁での代謝（初回通過効果）の大小などがバイオアベイラビリティを左右します。

bioequivalence study　生物学的同等性試験

先発品と後発品のバイオアベイラビリティの一致度をみる試験です。同じ有効成分を同量含む製剤でも、製造元によって不活性成分の種類や組成が違うため、製剤から薬物が溶け出す速度や量が一致せず、薬物のバイオアベイラビリティが違ってくる可能性もあるため、後発品の承認申請にあたっては、この試験を行う必要があります。同じ挙動を示す場合は、「生物学的に同等である(biologically equivalent)」と表現します。

⇒ 薬物動態の指標

clearance　クリアランス

クリアランスとは臓器が体液中の薬物を除去する能力を示す指標のことで、その薬物が完全に取り除かれた体液が1分間に何mL発生するかを示す値です。単位はmL/分。多くは腎臓による血漿クリアランス(腎臓で薬物を除去した血漿の毎分発生量)として求めます。この値が高い場合、腎臓はその薬物を効率よく排泄していると考えることができます。

第2章
薬理学の基本表現

「作用機序」「受容体」など、薬理学の
基本用語を学びましょう。
一般的な単語でも薬について使う場合は、特殊な意味を持ちます。

薬理学の基本用語	34ページ
薬の名称	40ページ
製剤上の工夫	43ページ
添付文書の表現	44ページ

※各項目の用語は、頻出順に並べています。
アルファベット順、五十音順ではありません。
順に読んでいくことで、理解が深まります。

「薬理学の基本表現」を学ぼう

学習のPOINT　薬理学とは、薬が効果を現す仕組み（作用機序）を考える学問です。生体内の情報伝達にはさまざまな分子が関わっており、このような分子が特定の場所（受容体）に結合することで、さまざまな反応が現れます。医薬品開発では、このような仕組みを研究して、情報伝達を行う分子の代わりに受容体をふさいで反応を出なくしたり、受容体を刺激して反応を強めたりする物質を研究して、薬を作り上げていきます。このような機序を示す表現を学びましょう。

■薬理学に関する表現はどんな文書の翻訳に出てくるのか

医薬品に関するあらゆる資料に使われています。医薬品の名称は、「アンジオテンシンⅡ受容体拮抗薬（ARB）の〇〇〇」や「抗ヒトインターロイキン-6受容体抗体△△△」など、商品名に併せて作用機序（薬が作用を発揮する仕組み）を示すカテゴリ名が付記されることが多く、製薬企業のプレスリリースのような一般向けの資料でも作用機序の説明が入ります。

●翻訳者にとって重要度は？

医薬業界の翻訳者として活動するなら特にしっかりと訳したい部分です。難解な専門用語は訳語のバリエーションがないために大きな間違いはしないのですが、難しいのは、"specific（特異的)"のように一般にもよく使われるけれども薬理学の文脈では特定の意味を持つ用語です。このような単語が正確に訳せるかどうかで訳文の質が決まります。

●学習のコツ

「薬とその標的との関係は、鍵と鍵穴の関係に似ています」などの薬理学の教科書の最初に出てくる概念を知っておけば、翻訳はかなり楽になります。化学が苦手な方は「水酸化」や「カルボニル基」という用語が出てくる文章に苦手意識を持たれると思いますが、これも化学の基本を知っておけばかなり楽になります。基礎知識を身につけたいけれども何から手をつければよいかわからないという人は、まず『MR研修テキスト』（237ページ）から始めてみてください。

こう使われる！頻出フレーズ

* **The time of onset of drug action varies markedly with the route of administration.**

作用発現時間は投与経路によって大きく異なる。

* **Adrenaline binds to alpha adrenergic receptors (found in coronary arteries in the heart) to speed up the heart rate.**

アドレナリンは、心臓の冠動脈に存在するαアドレナリン受容体に結合し、心拍数を上げる。

* **ACE inhibitors reduce the enzymatic conversion of angiotensin Ⅰ to angiotensin Ⅱ.**

ACE阻害剤は、酵素によるアンジオテンシンⅠからアンジオテンシンⅡへの変換を阻害する。

* **Drug A has a high degree of affinity for the AT_1 receptor. In fact, its affinity for the AT_1 receptor is more than 20,000 times greater than for the AT_2 receptor.**

A薬はAT_1受容体に高い親和性を示す。A薬のAT_1受容体に対する親和性は、AT_2受容体への親和性の2万倍以上である。

* **Drug A is rapidly and almost completely absorbed, with an onset of action within 1 hour of oral administration.**

A薬は経口投与後、速やかかつ完全に吸収され、投与後1時間以内に作用を発揮する。

* **Drug A blocks the vasoconstrictor and aldosterone-secreting effects of angiotensin Ⅱ by selectively blocking the binding of angiotensin Ⅱ to the AT_1 receptor in many tissues, such as vascular smooth muscle and the adrenal gland.**

A薬は、血管平滑筋や副腎などの各種組織のAT_1受容体に対するアンジオテンシンⅡの結合を選択的に阻害し、その血管収縮作用とアルドステロン分泌作用を抑制する。

第2章　薬理学の基本表現

⇒ 薬理学の基本用語

mechanism of action　作用機序

薬物が作用を現す仕組みのことです。「ジギタリス(心筋の収縮力を高める作用を持つ心臓病薬)の作用機序は、Na/K ATPaseの阻害である」などと表現します。digitalis increases myocardial inotropy by inhibiting Na^+/K^+-ATPaseなどの薬理作用を示す表現が入っている文章を訳すときは「作用機序」という表現を使うと訳しやすくなります。また、howを使った表現もよく使われます。study how the drug exerts its actionを「本剤の作用機序を研究する」、how the drug works is not completely understoodを「本剤の作用機序は十分に解明されていない」などと訳すとよいでしょう。

receptor　受容体

細胞膜の上や細胞の中にあって、ホルモン、情報伝達物質や抗原が結合したり、光があたると変化して、細胞を反応させたり情報を伝えたりするタンパク質のことです。受容体は特定の形を持っていて、決まった形のものしか結合しないため、鍵穴にたとえられます。医薬品開発では、受容体の鍵にあたる物質(情報伝達物質、ホルモンなど)に似せた形の物質を作ります。鍵穴に入って本来の鍵と同じ作用を現す薬物を「作動薬」(アゴニスト＝ agonist)、鍵穴に入るけれども作用を現さず、鍵穴をふさいで本来の鍵の結合を妨げる薬物を「拮抗薬」(アンタゴニスト＝ antagonist)と呼びます。

アレルギー反応を例にとって鍵と鍵穴の関係をみてみましょう。抗原(スギ花粉、ハウスダストなど)が鼻粘膜にくっつくと、鼻粘膜中の肥満細胞(mast cell＝マスト細胞)の表面にあるIgE抗体に抗原が結合して、肥満細胞がヒスタミンを放出します。細胞の外に出たヒスタミンがヒスタミン受容体に結合すると、くしゃみや鼻水などのアレルギー症状が現れます。抗ヒスタミン薬はヒスタミン受容体に結合してふさいでしまうことでヒスタミンと受容体との結合を妨げ、アレルギー症状を和らげます。

neurotransmitter　神経伝達物質

化学的伝達物質（chemical transmitter）とも呼ばれます。生体内にあって細胞と細胞との間の情報伝達に携わる物質のことです。アセチルコリンやセロトニンなど、さまざまな神経伝達物質が確認されています。

例えばニューロン（neuron＝神経細胞）と呼ばれる長い突起を持つ細胞の中では、電線の中を電流が伝わるのと同じようにインパルス（impulse＝活動電位）が伝わることで情報が伝達されます。細胞と細胞が隣り合う部分は電流が流れないため、別の伝達方法が必要です。このときに活躍するのが、神経伝達物質です。

ニューロンの端（神経終末＝nerve ending）に信号が伝わると、神経伝達物質が細胞の外に放出されます。放出された物質は、細胞の間にある液体の中で拡散して、隣り合う細胞（次のニューロンや筋肉細胞など）の受容体に結合します。受容体に伝達物質が結合すると特定の反応が生じ、細胞に信号を伝えます。

hormone　ホルモン

内分泌器官（脳下垂体や膵臓など）で作られて放出され、血流に乗って特定の臓器（標的臓器）に流れつき、そこの細胞にある受容体に結合して、臓器や細胞に特定の働きを生じさせる物質を「ホルモン」と総称します。性腺から分泌される性ホルモン、膵臓で作られ糖の代謝を調節するインスリンやグルカゴン、副腎皮質で作られ炎症や免疫を抑制する副腎皮質ホルモンなどがあります。

secretion　分泌

膵臓や性器などの細胞で作られた物質を、血液中（つまり体の中）に放出することを内分泌（internal secretion）と呼びます。外分秘（external secretion）は、膵臓や唾液や胃液の分秘などの、体の外に物質を放出することを意味します。消化管は、口から肛門までが1本の管で、消化管の内側を覆う粘膜で外界と隔てられているため、消化管の中は体の外と考えます。

薬理学の基本用語

agonist / stimulant　作動薬／刺激薬／アゴニスト

特定の受容体に結合して、生体内の伝達物質と同じ効果を現す物質のことです。鍵と鍵穴の関係でいえば、鍵穴にぴったり合って、本来の鍵と同じ働きをする物質と考えるとよいでしょう。例えば喘息の治療に使われる$β_2$刺激(作動)薬は、気管支平滑筋にある$β_2$受容体を刺激して、気管支を拡張させることで作用を発揮します。

antagonist / blocker　遮断薬／拮抗薬／アンタゴニスト／ブロッカー

特定の受容体に結合しますが、生体内の伝達物質が起こすような反応を起こさない物質のことをいいます。鍵と鍵穴の関係でいえば、鍵穴をふさぎ、本来の鍵が入らない状態にしてしまうため、伝達物質が作用を発揮できない状態になります。例えばヒスタミンが胃のH_2受容体に結合すると、胃液が分泌されます。H_2ブロッカーは、H_2受容体を占拠してヒスタミンを結合できなくすることで、胃液の分泌を阻止します。

inhibitor　阻害剤／阻害物質

酵素反応を阻害する物質のことをinhibitorと呼びます。体内のさまざまな化学反応には酵素が関わっているため、特定の酵素を阻害すればその反応が生じなくなります。酵素を特異的に阻害することで効果を現す医薬品も多く、降圧剤のアンジオテンシン転換酵素阻害剤(angiotensin converting enzyme (ACE) inhibitor)や、抗うつ剤のモノアミン酸化酵素阻害剤(monoamine oxidase(MAO) inhibitor)などが開発されています。

affinity　親和性

薬物と受容体との結合の強さを示す用語です。薬物を鍵、受容体を鍵穴として、1,000個の鍵穴があるところに100個の鍵をばらまいた状態を考えてみましょう。鍵はただばらまけば全部入るというものではなく、鍵の性質によって100個のうち80個入るものもあれば、2個しか入らないものもあります。この鍵(薬物)の鍵穴(受容体)への入りやすさを表す概念が「親和性」で、80個入るものは「親和性が高い」、2個のものは「親和性が低い」といいます。

specific　特異的に

Aという薬物と、X、Y、Zという3種類の受容体との関係を調べたとき、AがXにだけ結合して、YやZには結合しない場合、「AはXに特異的に結合する」（A specifically binds to X）と表現します。AはX、Y、Zのいずれにも結合するけれども特にXによく結合する場合は、「AはXに選択的に結合する」（A selectively binds to X）と表現します。

selectivity　選択性

複数のターゲットに結合する薬物が、特定のターゲットAにだけ特に高い親和性を示すとき、「薬物のAに対する選択性が高い」と表現します。例えば、Aという受容体に対する親和性が高く、Aに似た他の受容体に対する親和性が低い場合、その薬物はhighly selective for A receptors（A受容体に対する選択性が高い）と表現します。

subtype　サブタイプ

同じ物質が結合する受容体や、同じ基質に反応する酵素をよく調べると、働きや構造が異なるものが複数あることがわかったということは、よく起こります。こうして同じような性質の受容体や酵素を細分化したものを「サブタイプ」と呼びます。サブタイプの研究は、医薬品開発に役立ちます。例えば、$α_1$受容体のサブタイプの場合、$α_{1A}$は前立腺に多く、$α_{1B}$は血管に多いので、$α_{1B}$受容体だけを阻害する薬ができれば、前立腺への副作用を避けながら血圧を下げることができます。

exogenous / endogenous　外因性／内因性

体内にある物質のうち、体の外から入ったものを「外因性物質」、体が自ら作り出したものを「内因性物質」と呼びます。例えばインスリンの場合、糖尿病の治療のために注射されたインスリンは外因性インスリン（exogenous insulin）、膵臓が作るインスリンは内因性インスリン（endogenous insulin）と呼びます。

⇒ 薬理学の基本用語

duration of action　作用時間／作用持続時間

薬の効き目が続く長さのことです。the action lasts 4-8 h（作用は4〜8時間持続する）や、the duration of action is 3 to 5 hours（作用持続時間は3〜5時間である）などと使います。英語では動詞のlastを使って表現することもあります。

onset of action　作用発現

薬の作用が現れることです。it has a rapid onset of action（本剤の作用発現は速やかである）などと使います。onset time（作用発現時間）は、投与から作用発現までの時間を示します。

potency　効力

同じ薬理作用を持つ複数の薬の強さを比較するときは、同じ効果を得るために必要な薬の量を比べ、少ない量で効果が出る薬ほど効力の強い薬とみなします。効力は、薬のED_{50}（50%有効量）で比較します。例えば、A薬のED_{50}は0.001mg/kg、B薬のED_{50}が0.01mg/kgである場合、A薬はB薬の10倍の効力を示すと判断します。

potent　強力な

potent drug（強力な薬）とは、低用量で効果を発揮する薬のことです。A薬はB薬の10倍の効力を示すとき、Drug A is 10-fold more potent than Drug B（A薬はB薬より10倍強力である）と表現します。

efficacy　有効性／効き目

薬が発揮できる最大の薬理作用のことをいいます。例えば、モルヒネの鎮痛作用はきわめて強く、アスピリンでは止められない痛みをシャットアウトします。アスピリンの投与量を増やしたところで、モルヒネと同じ効果は出ないのです。このような薬の「格」の差は、morphine has a greater efficacy than aspirin（モルヒネの効果はアスピリンより強い）と表現します。potencyとefficacyを区別して覚えておきましょう。

synergism　協力作用

複数の種類の薬物を用いた場合に、それぞれの薬物だけを用いたときよりも強い効果が現れることを指します。Drug A exhibits synergism with Drug B（A薬とB薬の併用で協力作用が現れる）と表現します。synergic effectやsynergistic interactionも同じ意味です。Drug A acts synergistically with Drug B to enhance immune system function（A薬はB薬と協力して免疫機能を強化する）などとも表現します。

additive effect　相加作用

additive actionともいいます。協力作用の一種ですが、複数の薬物を併用したときの効果がそれぞれの薬物を単独で用いたときの効果の和となるとき（1+1=2の関係が成り立つとき）、相加作用がみられたと表現します。additivelyを使って、Drug A acts additively with Drug B against HIV（A薬とB薬はHIVに対して相加的な作用を示す）などと表現することもあります。

potentiation　相乗作用

協力作用の一種ですが、複数の薬物を併用したときの効果がそれぞれの薬物の効果の和をはるかに越える場合（1+1>2の関係が成り立つとき）、相乗作用がみられたと表現します。動詞の形では、diazepam may potentiate the effect of alcohol（ジアゼパムはアルコールの作用を相乗的に増強する）と使います。

⇒ 薬の名称

▸ trade name / brand name　販売名／商品名

企業が販売する薬剤につけた名前のことです。例えば、バファリンは、米国ブリストル・マイヤーズ（Bristol-Myers）社がアスピリンという鎮痛剤にダイアルミネートを加えた製剤につけた名称で、他の企業はバファリンという名前をつけた製品を販売することができません。

▸ generic name　一般名

薬につけられた一般的な名称のことです。日本ではブルフェンなど、アメリカではAdvilなどの商品名で販売されている鎮痛剤に含まれる有効成分の一般名は、イブプロフェン（ibuprofen）です。

▸ chemical name　化学名

薬物の化学構造をもとにつけられた名称です。イブプロフェンの化学名は、英語では「2-(4-isobutylphenyl)propionic acid」で、日本語では「2-(4-イソブチルフェニル)プロピオン酸」です。複雑な構造の物質の化学名はとても長くなります。

▸ company code name　開発記号／開発番号

開発中の薬剤について企業がつけたコード番号のことで、企業名を示すコードと番号の組み合わせ（例：XXX-999）がよく用いられます。新薬候補として作られた多数の物質から、開発プロジェクトに進める物質を絞り込んだ段階で、候補薬に開発記号（開発番号）がつけられます。薬の販売名がつくのはさらに後の段階なので、開発中の薬は開発記号で呼ばれます。承認前の薬剤に関する研究論文では、薬剤名をコード番号で表記することがあります。

molecular formula　分子式

薬物の構造に含まれる原子の種類と数を表した式です。例えばイブプロフェンの分子には炭素原子が13個、水素原子が18個、酸素原子が2個含まれているので、分子式は$C_{13}H_{18}O_2$となります。構造式（structural formula）は、いわゆる亀の子記号を使って薬物の化学構造を示した図です。

structural formula　構造式

分子の構造が目で見てわかるように、分子を構成する原子がどのように結合しているのかを示す模式図です。いわゆる「亀の子マーク」が出てくるような図のことです。例えばベンゼン（benzene）は6個の炭素と6個の水素で構成される分子で、構造式は下の左図の通りですが、多くの場合は水素と炭素が省略されて下の右図のように描かれます。ベンゼンの水素原子を他の原子や原子団（官能基と呼ばれます）に置き換えた分子を「芳香族化合物（aromatic compounds）」と総称します。化合物中のベンゼンの部分は、「ベンゼン環（benzene ring）」と呼ばれます。

イブプロフェンの構造式は次の通り。構造式をみれば、分子中にベンゼン環があることがすぐわかります。

⇒ 薬の名称

enantiomer　鏡像異性体

構造式は二次元で表しますが、実際の分子は立体構造を持っています。炭素原子は4本の「手」(「結合手」と呼びます)を持ち、これがテトラポットのように立体的に伸びています。このため、炭素に結合する4つの原子や原子団が全て違う場合は、右手と左手の関係のように、互いを鏡に映したような関係になる分子が2種類できます。このような性質を「鏡像異性 (enantiomerism)」と呼び、下の図の右側の分子は左側の分子の、また左側の分子は右側の分子の「鏡像異性体」と呼びます。

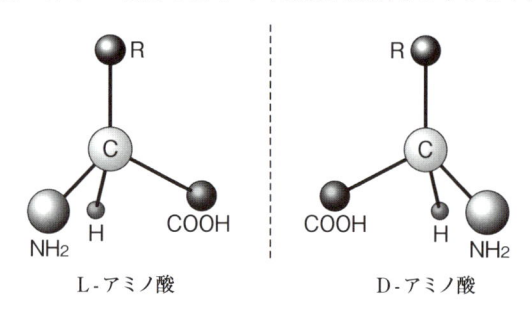

L-アミノ酸　　　　　D-アミノ酸

また、4本の手のそれぞれに別々の原子や原子団が結合した炭素を「不斉炭素原子 (asymmetric carbon atom)」と呼びます。
イブプロフェンにも鏡像異性体があります。アスタリスク(*)をつけた部分の炭素が不斉炭素です。

イブプロフェンの製剤には、上の構造式で示した分子と鏡像異性体の混合物 (ラセミ体 = racemic mixtures) が含まれています。
鏡像異性を示す医薬品成分は多くあります。化合物によっては鏡像異性体の一方だけに効果があり一方は副作用の原因となるような場合もあり、一方だけを製造する方法が開発されています。

⇒ 製剤上の工夫

sustained-release preparation　徐放性製剤

long-acting drug（長時間作用型薬剤）とも呼びます。有効成分が徐々に溶け出し、効き目が長く続くように工夫された製剤のことです。薬物の血中濃度が長時間維持されるので、投与間隔を長くとることができます。錠剤やカプセルをコーティングしたり、早く溶ける粒とゆっくり溶ける粒をカプセルに詰めるなどの工夫がこらされます。

enteric coated drug　腸溶剤

胃では溶けず、腸に入ってから溶け始めるように、コーティングを工夫した製剤のことです。胃液の酸で分解されると効果が落ちる薬や、胃壁を傷つける副作用のある薬などに使われます。カプセルの場合はenteric capsule、錠剤の場合はenteric tabletと呼びます。腸溶剤にするために施す処理は、enteric coating（腸溶性コーティングまたはエンテリックコーティング）と呼びます。

prodrug　プロドラッグ

体の中で代謝されると、はじめて活性を現す薬のことです。そのままでは消化管で吸収されにくい薬や、肝臓を通るときに分解されやすい薬に対して行う工夫のひとつで、有効成分の分子構造を変えて、経口剤として使えるようにします。プロドラッグ自体には活性はありません。

antedrug　アンテドラッグ

作用部位では活性を現しますが、循環中に入ると活性を失う性質を持たせた薬のことです。副腎皮質ホルモン（ステロイド）の局所投与を長い間続けた場合に懸念される全身への悪影響をなるべく小さくする目的で、酪酸プロピオン酸ヒドロコルチゾン（hydrocortisone butyrate propionate, HBP）などのアンテドラッグが開発されています。

⇒ 製剤上の工夫

drug delivery system　ドラッグデリバリーシステム

「薬物送達システム」とも呼ばれ、DDSという略語もよく使われます。薬物を必要な場所に送り届ける仕組みのことです。シート状の製剤を皮膚に貼って有効成分を皮膚から吸収させる経皮吸収剤（transdermal patch）や、注射で皮下または筋肉内に注入して徐々に成分を放出させるデポ剤（depot）などがあります。最近の薬は分子量が大きく、服用すると消化管で分解されてしまうものも多いため、注射が必要になりますが、患者にはあまり歓迎されません。DDS研究の一分野として、針なしで投与する方法の開発に力が注がれています。

⇒ 添付文書の表現

package insert　添付文書

医薬品のパッケージに同封される「注意書き」のことで、医薬品医療機器等法（旧：薬事法）で作成が義務づけられている、法的根拠のある公的文書です。英語ではprescribing informationとも呼ばれます。添付文書には、薬の効能・効果、用法・用量や副作用、臨床試験の成績など、医師が薬を処方するときに必要な情報が書かれています。

indication　適応症

医薬品は日本では厚生労働省、アメリカではFood and Drug Administration（FDA＝食品医薬品局）が規制当局として「○○という病気の治療に使う薬」として許可します。製薬会社は、当局が承認した用途以外にも使えると宣伝することはできません。当局が承認した用途を「適応症」と呼びます。日本の添付文書では「効能・効果」の項目、アメリカの添付文書ではindications and usageの項目に適応症をリストします。

⇒ 添付文書の表現

indicate 〜を適応症とする

〈(薬) is indicated for the treatment of (病気)〉の形で使うときは、「(薬)の適応症は(病気)である」という意味になります。〈(手術／検査法) is indicated in (患者)〉は、患者に手術・検査が必要だという意味ですが、専門家は「(患者)の場合には(手術／検査法)の適応となる」と表現します。

contraindication 禁忌

薬を投与してはならない患者や状態のことです。日本の添付文書では「禁忌(次の患者には投与しないこと)」、英語圏の添付文書ではcontraindicationsという項目があります。この項目には薬を投与してはならない患者をリストアップして、投与してはならない理由が書かれています。

contraindicated 〜には禁忌である

〈(薬) is contraindicated in (患者／状態)〉は、「(薬)は(患者／状態)には投与してはならない」ことを意味します。書き言葉では「(患者)に対する(薬)の投与は禁忌である」と表現します。

warning 警告

添付文書では、薬を使うと致死的な副作用やきわめて重篤で非可逆的な(元に戻らないという意味)副作用が出るおそれがあること、または副作用が原因で重大な事故が現れる可能性があることなど、特に注意しなければならない項目をピックアップして、「警告」欄に示しています。医師が重要な情報を見過ごさないようにするために設けられた項目です。

⇒ 添付文書の表現

▎dosage and administration　用法・用量

薬の適応症（効能・効果）と、それぞれの適応症について使う薬の量と投与方法を示す項目のことです。規制当局に承認された内容が書かれています。
dosage and administrationは項目名として使われる表現で、文章の中ではdosage regimenが使われます。

▎precautions　使用上の注意

添付文書の項目名のひとつです。「慎重投与」「相互作用」「副作用」「高齢者への投与」「妊婦、産婦、授乳婦等への投与」「小児等への投与」「過量投与」などの注意事項をひとまとめにして、「使用上の注意」（precautions）と呼びます。

▎careful administration　慎重投与

年齢、体質、持病などのため、他の患者より副作用が出やすい患者に薬を投与するときは、その薬が必要かどうかを慎重にみきわめる、用量に配慮する、検査を頻繁に行うなどの特別な注意が必要です。日本の添付文書では、薬を投与するときに特に注意したい患者や状態を「慎重投与（次の患者には慎重に投与すること）」という項目にリストアップして、その理由を示しています。

アメリカの添付文書では「慎重投与」に相当する項目はありませんが、〈careful attention should be paid to（注意したい項目）〉または〈（薬）therapy requires careful attention to（注意したい項目）〉などとcareful attentionを使って慎重投与を呼びかけています。

添付文書の記載事項は2019年4月から変更となります。「慎重投与」の項目は廃止され、「禁忌」や関連項目に入るなど、項目名にも様々な変更があります。変更後の項目名は厚生労働省が発表した「医療用医薬品の添付文書等の記載要領について」（平成29年6月8日付薬生発0608第1号）で説明されているので、参照してください。

drug interactions　相互作用

薬の飲み合わせについての注意事項です。Aという薬の添付文書では、Aと併用すると、どちらかの薬の効果が低下する、副作用が現れる、病気がかえって悪くなるといった薬をリストアップして、Aとその薬を併用したときに現れる影響とその理由を明記します。

adverse reactions　副作用

adverse drug reactions（ADRs）とも呼ばれる項目です。医薬品の添付文書では、臨床試験（clinical study/trial）や市販後調査（post-marketing surveillance）で認められた副作用の内容と、発生状況（人数、発現率など）をリストアップしています。「重大な副作用」（clinically significant adverse reactions/major adverse reactions）と、「その他の副作用」（other/minor adverse reactions）に分けて表します。

use during pregnancy, delivery or lactation　妊婦、産婦、授乳婦等への投与

妊娠している人や授乳中の人に使う可能性のある薬の添付文書には、妊婦や産婦、授乳婦に投与するときの注意事項があります。動物実験で胎児に悪影響が出ている、薬が母乳に出るので授乳を控えること、といった内容です。

アメリカの添付文書にはpregnancy categoryという項目があります。これは妊婦への危険性を、A. Control studies indicate no risk（A：比較研究で危険性のないことが判明）、B. No evidence of risk in humans（B：ヒトへの危険性を示す証拠がない）、C. Risk cannot be ruled out（C：危険性は否定できないが、場合によっては期待される効果が危険性を上回る）、X. Contraindicated in pregnancy（X：胎児に危険が及ぶことが明らか。効果より危険性の方が高い）の4段階で表したものです。添付文書ではpregnancy category: Cなどと表します。

⇒ 添付文書の表現

▎use in the elderly　高齢者への投与

高齢者は、薬を代謝したり排泄したりする働きを持つ肝臓や腎臓が弱っていることが多いため、若い人と同じ量を摂取すると、薬の血中濃度が上がりすぎて副作用が出ることがあります。添付文書では、「高齢者への投与」の項目で、高齢者に投与するときに必要な注意事項を挙げています。

▎pediatric use　小児等への投与

赤ちゃんや子どもは、体の機能がまだ十分に発達していないため、大人と同じようには薬を代謝できないことがあります。子どもに使う可能性のある薬の添付文書には、「小児等への投与」の欄に注意事項をリストしています。

医学用語では、子どもは「小児」と呼び、年齢に従ってさらに細分します。おおよその目安ですが、小児（children）は15歳未満、幼児（young children）は7歳未満、乳児（infants）は1歳未満、新生児（neonates）は出生後4週未満の子どものことを意味します。未熟児（premature infants）は低体重出生児（low birth weight infants = 体重2,500g未満の赤ちゃん）のことです。

▎how supplied　包装

1箱に入っている薬の数（600錠、1,000カプセルなど）、薬のパッケージの状態（PTP包装や、ビン入りなど）についての情報が書かれた項目で、日本の添付文書では「包装」、英語圏の添付文書ではhow suppliedとなっています。

blister package　PTP包装

PTP包装とは、薬が入った部分だけ盛り上がった形になっているプラスチックシートのことで、シート表面の突起部分を押せば裏側のフィルムが破れて中の薬が出てくる仕組みになっています。英語ではblister packageと呼びます。

日本では以前、PTPシートを折り曲げれば1錠／カプセル分ずつ簡単に離れるように作られていましたが、ばらばらにしたPTPシートを薬の本体だと勘違いしてそのまま飲み込んでしまう事故が多発し、問題になりました（シートの角が食道に刺さると、食道に穴があく大事故につながります）。このような事故を防ぐため、現在のPTPシートは、2錠／カプセル単位でしかばらばらにできないように作り替えられ、薬の取り出し方をよりはっきりと表示するようになりました。

overdosage　過量投与

子どもが薬をお菓子とまちがって飲み込んでしまう、自殺を目的として多量摂取する、医療ミスで指示量を越える量を注射してしまうといった、誤用や故意で多量の薬を体に入れることを、「過量投与」と呼びます。添付文書には「過量投与」の項目があり、薬を多量にとったときに現れる症状や、対処方法が書かれています。

labeling　医薬品の表示／ラベリング

アメリカでは、薬の容器につけるラベル（label）、添付文書（package insert）、広告をまとめてlabelingと呼んでいます。どの国でもそうですが、製薬会社が薬について表示する内容は、規制当局の承認を受けたものでなければなりません。適応症を追加するなどの医薬品の表示を変更する場合には、事前に必要なデータを提出して規制当局の承認を得る必要があります。

⇒ 添付文書の表現

outweigh　〜を上回る

医師は、薬で期待できる効果と副作用の危険性を両天秤にかけて、メリットが大きいと思うときだけ処方します。添付文書の「妊婦への投与」の項目では、use only in pregnancy when the benefit outweighs the risk（妊婦には、治療上の有益性が危険性を上回ると判断される場合のみ投与すること）という表現がよく使われます。

solubility　溶解性

添付文書の「有効成分に関する理化学的知見」の項目には、有効成分の性状（descriptions）が記載されていますが、この箇所の表現は、薬局方（→180ページ）に従って書かれています。

例えばアスピリンの添付文書には「本品はエタノール（95）又はアセトンに溶けやすく、ジエチルエーテルにやや溶けやすく、水に溶けにくい」とありますが、日本薬局方には「溶けやすい」は溶質1gまたは1mLを溶かす（溶かす手順にも規定があります）ために必要な溶媒量に応じて、下表に示す表現が定められており、英語表現は it is freely soluble in ethanol (95) in acetone, soluble in diethyl ether, and slightly soluble in water とする必要があります。

用語（日本語）	英語表現	溶質1g又は1mLを溶かすに要する溶媒量
極めて溶けやすい	very soluble	1mL未満
溶けやすい	freely soluble	1mL以上 10mL未満
やや溶けやすい	soluble	10mL以上 30mL未満
やや溶けにくい	sparingly soluble	30mL以上 100mL未満
溶けにくい	slightly soluble	100mL以上 1000mL未満
極めて溶けにくい	very slightly soluble	1000mL以上 10000mL未満
ほとんど溶けない	practically insoluble, or insoluble	10000mL以上

＊出典／厚生労働省 「日本薬局方」ホームページ

このように医薬品の物性や分析に関する表現の多くは薬局方に基づいています。そのような文書を訳す際には、よく参照するようにしてください。日本薬局方の日本語版と英語版は、厚生労働省がウェブサイト上で公開しています。

第3章

抗生物質・感染症に関する表現

微生物の増殖を阻止する薬の効果は、
一定以上の薬物濃度ではじめて現れます。
濃度と効果の関係が頭に入れば、理解がぐっと進みます。

※各項目の用語は、頻出順に並べています。
アルファベット順、五十音順ではありません。
順に読んでいくことで、理解が深まります。

「抗生物質・感染症に関する表現」を学ぼう

> **学習のPOINT**
>
> 感染症とは、細菌やウイルスなどの病原微生物が身体に侵入して増殖することによって生じる病気です。感染症の治療には、病原微生物に働きかけ、増殖を抑えたり死滅させたりする抗微生物薬（抗菌薬や抗ウイルス薬など）が用いられます。抗微生物薬は、ある濃度以上になってはじめて効果を示すため、微生物の発育を阻止する最小濃度が抗微生物薬の効果の指標となります。このような濃度と効果との関係を知り、理解を深めましょう。

■抗生物質・感染症に関する表現はどんな文書の翻訳に出てくるのか

感染症治療薬の市場は大きく、さまざまな医薬品が用いられています。研究開発に関わる文書、医学論文、添付文書、プレスリリースなどさまざまな文書の翻訳が発生します。また、新型インフルエンザやエイズなど社会的影響の大きい感染症についてはしばしばテレビやニュースで取り上げられるため、一般読者向けの文章も数多く発生します。

●翻訳者にとって重要度は？

感染症は重要な疾患で、感染症治療薬も多く上市されているため、翻訳は多く発生します。作用機序や薬剤耐性、ウイルスが細胞に侵入する経路など、専門度の高い表現も多く出てくるので、しっかりと正確に訳す必要があります。

●学習のコツ

感染症とは何か、ウイルスと細菌はどう違うのか、抗微生物薬はどのようにして効果を示すのか、薬物耐性はどのように現れるのか、最小発育阻止濃度（MIC）はどのように測定するのかなど、基本的な内容の理解に努めてください。基本がわかれば、原文の意図も理解しやすくなります。

こう使われる！頻出フレーズ

＊The MIC of Drug A for 29 clinical isolates of *Mycobacterium tuberculosis* and a laboratory strain, *M. tuberculosis* H37Rv, was determined by agar dilution method.

寒天平板希釈法を用い、結核菌の臨床分離株29株と結核菌標準株H37Rvに対するA薬のMICを求めた。

＊The MIC of Drug A for 3 of 10 drug sensitive and 9 of 19 drug resistant isolates was 40 mg/L or more.

A薬のMICは、薬剤感性株10株中3株および薬剤耐性株19株中9株で40mg/L以上となった。

＊Many strains of *Haemophilus influenzae* are resistant to Drug A alone, but are susceptible to Drug A and Drug B together.

Haemophilus influenzae の菌株の多くはA薬の単独投与に対して耐性を示すが、A薬とB薬の併用に対しては感受性を示す。

＊The MIC of Drug A was one or more tube dilution lower than the MIC of Drug B in 30 of the isolates tested.

検討した分離株のうち30株では、A薬のMICがB薬より1管以上低かった。
（tube dilutionは、希釈系列で作った薬液の希釈度を表す表現です。one tube dilutionは濃度が一段階違うことを意味する用語で、2倍希釈系列の場合なら濃度に2倍の差があることと理解できます）

＊During 1988-1999, 100 samples were examined and 10 viral strains were isolated and identified as influenza type A, subtype H3N2.

1988～1999年に100件の試料を検査したところ、ウイルス株10株が分離され、いずれもインフルエンザA（H3N2）と同定された。

＊Drug A exerts its antibacterial action by binding to the 50S ribosomal subunit of susceptible microorganisms resulting in inhibition of protein synthesis.

A薬は、本剤感性菌のリボソーム50Sサブユニットに結合し、タンパク合成を阻害することで抗菌作用を示す。

microorganism　微生物

肉眼では観察できない、きわめて小さな生物のこと。細菌（bacteria）、ウイルス（virus）、真菌（fungi）、原虫（protozoa）などが含まれます。ちなみに、ウイルスと細菌はどちらも微生物に属する生物ですが、大きさも増殖のパターンも全然違います。例えばエイズの原因とされているHIV（human immunodeficiency virus＝ヒト免疫不全ウイルス）はウイルスであって細菌ではなく、「エイズ菌」という表現は不適切です。ウイルスと細菌を混同しないよう、専門的な文章を書くときは十分に注意してください。

bacteria　細菌

単数形はbacteriumです。細菌は、細胞分裂によって増殖し、核膜（細胞核を覆う膜）を持たない原核生物の総称です。細胞壁の原料となるペプチドグリカン（peptidoglycan）という物質は、動物の細胞にはない成分です。ペプチドグリカンの合成だけを阻止する物質（βラクタム系抗生物質など）は、人体に影響を及ぼすことなく細菌の発育だけを抑制することができます。

fungi　真菌

単数形はfungusです。真菌は酵母やカビなどの総称です。核膜があり、細胞壁はキチン（chitin）やグルカン（glucan）を成分とします。細菌との最も大きな違いは核膜にあります。真菌には核膜がありますが（真核生物に属します）、細菌には核膜がありません。

virus　ウイルス

電子顕微鏡でしか観察できないような、きわめて小さな微生物です。細胞の形をとらない粒子で、DNAとRNAのいずれかを持ち、タンパク質の殻で覆われています。生きた細胞の中に入り、細胞の機能を利用して自らのコピーを作らせることで増殖します。

protozoa　原虫

単数形はprotozoonです。細胞膜、原形質、核、ミトコンドリアなど、動物細胞が持つような細胞内小器官を持つ単細胞の寄生虫のことです。マラリアは、赤血球に寄生する原虫です。

prion　プリオン

狂牛病（mad cow disease）として知られるウシ海綿状脳症（bovine spongiform encephalopathy）や、ヒトのクロイツフェルト・ヤコブ病（Creutzfeldt-Jakob disease）の原因と考えられている病原体。プリオンはDNAやRNAを含まない特殊なタンパク質で、加熱や紫外線、ホルマリンなどで処理しても不活化されません。プリオンが原因となる病気は「プリオン病」（prion disease）と総称されています。

antibiotic　抗生物質／抗生剤

微生物によって作り出され、他の微生物や細胞の発育を阻止する物質（天然、半合成物質を含みます）のことです。厳密にいえば、合成した物質は抗生物質の定義から外れるため、抗菌剤と呼んで区別する場合もありますが、一般には合成・天然の区別なく抗生剤または抗生物質と総称する傾向があります。

antimicrobial agent　抗微生物剤（薬）／抗菌剤（薬）

微生物の発育を抑える物質のことで、単にantimicrobial(s)ともいいます。日本語では「抗菌剤」といわれることも多いのですが、定義からいえば、ウイルス、真菌などに効果を持つ物質も含まれます。 antimicrobial activity/efficacyは抗菌力のこと、antimicrobial treatmentは抗菌療法のことです。

antibacterial agent
抗細菌剤（薬）／抗菌剤（薬）

単にantibacterial(s)とも呼びます。細菌を殺すか、発育を抑制する物質のことです。

disinfection　消毒

病原性微生物を死滅させたり除去したりすることで感染を起こらなくすることを「消毒」と呼びます。消毒の作用を持つ薬剤を消毒剤（disinfectant）と呼びます。消毒剤として使われるアルコールは、エタノールと水を7対3の割合で混合したものです。

sterilization　滅菌

あらゆる微生物を完全に死滅させることです。病原性微生物も、病原性を持たない微生物も全て死滅させるという点が消毒とは異なります。滅菌の方法には、加熱する（autoclaving＝高圧蒸気滅菌法）、放射線を照射する（radiosterilizatoin＝放射線滅菌法）、エチレンオキサイドガスで処理する（ethylene oxide gas sterilization＝エチレンオキサイドガス滅菌法）などの方法があります。

eradication　除菌／根絶

体から病原体を取り除くことを「除菌」と呼びます。*Helicobacter pylori* eradication therapy（ヘリコバクター・ピロリ除菌療法）などと使います。polio eradication（ポリオ根絶）などと、病原菌を絶滅させて感染の発生をゼロにする意味でも使います。

Gram stain　グラム染色

C. Gramが開発した細菌を染色する代表的な方法。この方法で染色すると、全ての細菌は紫か赤に染まります。紫色に染まる菌をグラム陽性菌（Gram-positive bacteria）、赤く染まる菌をグラム陰性菌（Gram-negative bacteria）と呼びます。

cocci　球菌

細菌は、顕微鏡で観察したときの形状によっても分類します。球状の細菌を球菌（cocci、単数形はcoccus）、棒状の細菌を桿菌（rodsまたはbacilli、単数形はbacillus）と呼びます。グラム染色の結果と組み合わせて、グラム陽性球菌（Gram-positive cocci）やグラム陰性桿菌（Gram-negative rods）などと表現します。

anaerobe(s)／anaerobic bacteria　嫌気性菌

酸素のない環境で増殖する細菌のことです。嫌気性菌は、乳酸菌や大腸菌のように酸素があってもなくても増殖する「通性嫌気性菌」（facultative anaerobes）と、破傷風菌のように酸素があると増殖しない「偏性嫌気性菌」（obligate anaerobes）に分けられますが、一般には偏性嫌気性菌だけを嫌気性菌と呼ぶ傾向があります。

aerobe(s)／aerobic bacteria　好気性菌

酸素がなければ増殖しない細菌のことです。偏性好気性菌（obligate aerobe）と呼ばれることもあります。結核菌（*Mycobacterium tuberculosis*）や緑膿菌（*Pseudomonas aeruginosa*）などが好気性菌です。

第3章　抗生物質・感染症に関する表現

antibacterial spectrum　抗菌スペクトル

ある抗生物質が有効な菌種の幅のことです。その抗生物質で増殖が抑制される菌が多種類に及ぶ場合は「抗菌スペクトルが広い（broad）」、菌種が少ない場合は「抗菌スペクトルが狭い（narrow）」と形容します。Drug A has a broad antibacterial spectrum covering the majority of gastrointestinal pathogens（A薬の抗菌スペクトルは広く、消化器系病原菌の大部分をカバーする）などと使います。

broad-spectrum antimicrobial agent　広域抗生物質

broad-spectrum antibioticともいいます。抗菌スペクトルの広い抗生物質・抗菌剤のことです。さまざまな病原体に対して効果を発揮するために広く使われていますが、広域抗生物質の乱用が、抗生物質の効かない耐性菌を増やしているという指摘もあります。広範囲抗菌剤、広域抗菌剤（薬）、広域スペクトル薬剤などともいいます。

clinical isolate　臨床分離株

感染症の患者から採取した試料（血液、喀痰、尿など）から分離（isolate）した細菌やウイルスのことです。単に分離株（isolate(s)）と呼ぶ場合もあります。

分離株を得るには、細菌の場合は試料を液体培地に植えて試料中に含まれていた菌を増やし（増菌培養＝enrichment culture）、次に分離培養を行って、目的とする菌だけを発育させます。ウイルスの場合は生きた培養細胞に植えつけ、ウイルスの増殖で生じる細胞の変形の有無をみる、増えたウイルスの遺伝子配列を調べるなどの検査を行います。

isolation culture　分離培養

単にisolationと呼ぶこともあります。複数の菌が含まれる試料を固体の培地（シャーレに流して固めた寒天培地など）に塗りつけて培養します。試料を薄く塗り広げると、1個1個の菌がばらばらに植えつけられ、1個の菌から発生した菌の集落（コロニー=colony）ができます。

pure culture　純培養

分離培養で生じた集落を斜面培地（slant agar medium＝試験管を斜めに倒して培地を固めたもの。寒天が斜面を作ります）に移植して保存したものです。ここで増殖した細菌の大もとは、試料中の1個の細菌です。純培養した細菌を用いて、菌種の同定（＝特定＝identify）や感受性検査を行います。

strain　菌株／株

1個の細菌の子孫を変異（mutation）や雑菌の混入（contamination）を避けながら純培養して、保存したものです。細菌はよく変異を起こすため、世の中にはさまざまな特性を持つ菌株があります。菌株には、特性を示す名前がつけられます。例えば、病原性大腸菌O157:H7（*E. coli* O157:H7 strain）の場合、157は抗原の種類（180種類確認されている抗原のうち、157番目）、H7は表面に生えている鞭毛の抗原の種類を示します。

ウイルスの場合もstrainという用語を使います。「株」や「ウイルス株」と表現します。

susceptible　感受性を持つ

sensitiveとも表現します。抗生剤Aが細菌Bの発育を抑制する場合、「細菌Bは抗生剤Aに感受性を示す」と表現します。S. aureus is susceptible/sensitive to macrolides（黄色ブドウ球菌はマクロライド系抗生物質に感受性を示す）などと使います。penicillin-sensitive strainまたはpenicillin-susceptible strainは、ペニシリン感性株（ペニシリンで増殖が抑制される菌株）という意味です。

resistant　耐性を持つ

耐性とは、菌やウイルスが獲得する性質のひとつで、通常なら増殖を抑制する物質（抗生物質など）が存在していても増殖できる能力のことを意味します。例えばmethicillin-resistant *Staphylococcus aureus*（メチシリン耐性黄色ブドウ球菌。略称はMRSA）は、メチシリンという抗生物質があっても増殖する能力を獲得した、さまざまな薬剤に対して耐性を示す黄色ブドウ球菌のことで、院内感染の原因菌のひとつとして問題視されています。

effective　抗菌力を示す

抗生物質が特定の菌種に抗菌力を示す場合、effectiveまたはactiveと形容します。vancomycin is effective/active against MRSA（バンコマイシンはMRSAに抗菌力を示す）などと表現します。

antimicrobial susceptibility test
薬剤感受性試験

被検菌の各種抗生物質に対する感受性を調べる試験のことで、drug susceptibility testとも呼びます。簡単に行えるディスク法と、最小発育阻止濃度（minimum inhibitory concentration, MIC→61ページ）が求められる希釈法の2種類があります。

minimum inhibitory concentration
最小発育阻止濃度

MICと略します。薬剤感受性試験において、被検菌の増殖阻止が認められた最小希釈濃度のことです。MICが低いほど、調べた薬剤の抗菌効果は高いといえ、また細菌の薬剤に対する抵抗力が弱いといえます。MIC_{50}とMIC_{90}とは、1回の検査に使った細菌数の50％と90％の増殖をそれぞれ抑制する薬剤濃度のことで、計算により求めます。

antimicrobial disc [disk] susceptibility test
ディスク法

細菌の薬剤感受性試験の一種で、disc [disk] diffusion methodともいわれます。菌を植えつけた培地に抗菌剤をしみこませた濾紙（ディスク）を置いて培養し、ディスク周囲の菌の発育を観察します。濃度を変えた複数のディスクをプレートに置く方法と、一定濃度のディスクを1個置いて、菌の生育が抑制される部分（阻止円）の直径（inhibition zone diameter）を求めて評価する方法があります。

intermediate-sensitive　中等度耐性

ディスク法による薬剤感受性試験では、阻止円（菌が生育しない範囲のこと。英語ではinhibition zone）の直径に基づいて、被検菌の特定薬剤に対する感受性を「S」（susceptible＝感性）、「I」（intermediate＝中間）と「R」（resistant＝耐性）の3段階で判断します。

broth dilution method　液体培地希釈法

broth dilution MIC assayともいい、最小発育阻止濃度（MIC）を測定する方法のひとつです。適切な液体培地を用いて、被検物質の2倍希釈系列（two-fold serial dilutions）を作ります。これに一定量の菌を植えつけて培養し、菌の発育阻止（培地が濁らない状態）がみられる最小濃度をMICとします。試験管で行う場合はmacrodilution method（試験管希釈法）、マイクロタイタープレート（microtiter plate）を使う場合はmicrodilution method（微量液体希釈法）と呼びます。

agar dilution method　寒天平板希釈法

最小発育阻止濃度(MIC)の測定法のひとつ。被検物質の2倍希釈系列(two-fold serial dilutions)に寒天液を加えてシャーレ(Petri dishまたはplate)に注いで固め、プレートを作ります。これに菌を植えつけて培養し、菌の発育状態を確認します。菌の増殖が阻止された最小濃度をMICとします。

agar plate　寒天平板

寒天を加えた培地(細菌の生育に必要な栄養分を含む液)をシャーレに注ぎ、固めたもので、菌の培養に用います。

serial dilution　系列希釈法

濃度を段階的に変えた溶液を作る方法です。例えば0.1mg/mLの溶液を使って2倍希釈系列を作るとします。試験管に0.1mg/mLの溶液5mLと溶媒5mLをとってよく混ぜると、0.05mg/mLの溶液ができます。次に0.05mg/mLの溶液の試験管から5mLをとって別の試験管に入れ、そこに溶媒5mLを加えて混ぜると0.025mg/mLの溶液ができます。この要領で希釈を繰り返して、必要な数の希釈系列を作ります。

minimum bactericidal concentration　最小殺菌濃度

MBCと略します。液体培地希釈法で菌の発育が阻止された培養液を、被検物質を含まない培地に接種して菌の発育を調べます。最初の試験で菌が完全に死滅しているときは、新しい培地に植えかえても菌は育ちませんが、薬が菌の増殖を抑えているだけのときは、植えかえると菌が増えてきます。植えかえたときに菌の増殖が認められない最小希釈濃度を、最小殺菌濃度と呼びます。

colony forming unit　コロニー形成単位

菌数の単位です。CFUと略します。適切な培地に菌を植えた場合、1個の菌から1つのコロニー（菌の集落）が作られるので、生菌（viable bacteria）1個 = 1 CFUと考えます。10^7 CFU/mLの菌液とは、1 mL中に生菌を10^7個含む液のことです。

variant strain　変異株

突然変異などによって、元の種（species）とは異なる特徴を持つに至った株のことです。variantともいいます。細菌やウイルスが変異を起こすと、今まで効いていた薬やワクチンが効かなくなったり、より激しい症状を引き起こすようになったりします。

infection　感染

病原体が生体内に侵入して増殖することを「感染」と呼びます。発病に至らない場合もあります（不顕性感染 = asymptomatic/inapparent infection）。動詞のinfectは、this patient is infected with hepatitis C virus（患者はC型肝炎ウイルスに感染している）や、HIV infects CD4 lymphocytes（HIVはCD4リンパ球に感染する）などと使います。

transmission　伝播

ある個体から別の個体へ、病原体が伝わること。transmit（伝播する）という動詞は、EBV is transmitted by infected saliva（EBウイルスは感染した唾液を介して伝播する）、this disease is transmitted by transfusion（この疾患は輸血によって伝播する）のように、病原体または疾患名のいずれも主語にとることができます。

causative organism　起炎菌／起炎微生物

疾患の原因となった微生物のことです。causative organism を日本語に訳すとき、causative organisms of viral, fungal and bacterial diseases のように総称しているときは「起炎微生物」と訳しますが、細菌、真菌に対しては「起炎菌」、ウイルスに対しては「原因ウイルス」と訳し分けることもあります。

community-acquired infection　市中感染（症）

生活の場での接触によって発生した感染のことです。市井感染(症)ともいいます。院内感染と対比する言葉として用いられます。community-acquired pneumonia は、「市井肺炎」または「市中肺炎」と呼びます。

hospital-acquired infection　院内感染

nosocomial infection ともいいます。医療施設の中で、治療行為や患者との接触によって微生物に感染することです。病院内では抵抗力の落ちた患者が入院しているほか、化学療法剤などの免疫を抑制する薬剤の多用や、抗生物質の乱用による多剤耐性菌の発生など、重篤な感染症や、日和見感染症が発生しやすい条件が数多くあります。

multiresistant　多剤耐性

多くの抗生物質に対して抵抗性を示す性質のこと。感染症の患者が抗生物質や抗ウイルス薬による治療を受けると、患者の体内で薬の効かない変異株が発生することがあります。また細菌には別種の細菌と遺伝情報をやりとりする能力があるため、薬剤耐性の遺伝情報を他の菌から受け取ることで薬剤耐性を持つ場合もあります。

methicillin-resistant Staphylococcus aureus
メチシリン耐性黄色ブドウ球菌／MRSA

メチシリン耐性黄色ブドウ球菌は、メチシリンだけではなく数多くの抗生物質に耐性を示す多剤耐性菌です。バンコマイシン（vancomycin）だけはMRSAに効くとされてきましたが、バンコマイシンすら効かないMRSAも増えてきています。

英語圏のメディアでは、多剤耐性菌をsuperbugと表現することがあります。日本でも新聞などで「スーパー耐性菌」という言葉が使われています。

opportunistic infection　日和見感染症

健康な人には悪影響を及ぼさない微生物が原因となり、抵抗力が低下した人に現れる感染症を日和見感染症と呼びます。疾患や医療行為により免疫力が低下して、易感染状態（感染症にかかりやすい状態）になった患者（compromised/immunocompromised host）がかかる、サイトメガロウイルス感染症やカンジダ症、カリニ肺炎などを総称する用語です。

beta-lactam　βラクタム系抗生物質

βラクタム系抗生物質とは、化学構造にβラクタム環（下図）を含む抗生物質のことで、セフェム系、ペニシリン系、オキサセフェム系に細分されています。βラクタム系薬剤は、細菌の細胞壁の合成を阻害して、発育中の細菌に壁を作らせないようにすることで、細菌を殺します。

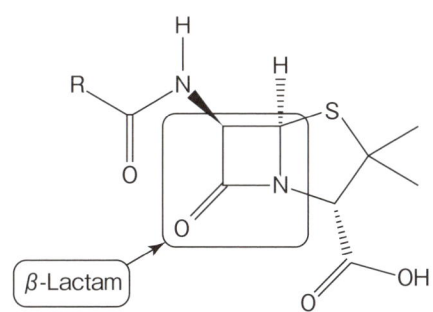

penicillin　ペニシリン系抗生物質

アオカビの培養液から単離された初代のペニシリンから研究が加えられ、さまざまな特徴を持たせた抗生物質を「ペニシリン系抗生物質」と総称します。副作用として過敏症があります。ペニシリンショック（ペニシリンに対する過敏反応のために現れるショック症状のこと）は、即時型アレルギーの代表的な例とされています。

cephem　セフェム系抗生物質

セフェム系は、βラクタム系抗生物質に属するグループで、現在最も広く用いられている抗生物質です。第一世代セフェムは繁用されましたが、βラクタマーゼ（抗生物質が持つβラクタム環を分解して薬を無効にする酵素）を持つ耐性菌が現れたため、第二、第三世代ではβラクタマーゼによる分解を受けないセフェムが開発されました。

aminoglycoside　アミノグリコシド系抗生物質

放線菌から分離されたストレプトマイシンをはじめとして、カナマイシンやゲンタマイシンなどが属するグループです。腎臓や聴覚に副作用を及ぼすことがあるので、他の抗生物質が有効ではない患者に限定して使われます。

macrolide　マクロライド系抗生物質

14個または16個の炭素からなるラクトン環（14/16-member lactone ring）を持つ抗生物質のことです。エリスロマイシンなどがあります。細菌のタンパク質製造工場である70Sリボゾームの50Sサブユニットに結合してタンパク合成を阻害することで細菌の増殖を抑えます。組織移行性（tissue penetration）がよいため、呼吸器系疾患に使われることの多い薬剤です。

fluoroquinolone　ニューキノロン

合成抗菌薬のグループのひとつです。ナリジクス酸というキノロン系プロトタイプの改良品であるため、日本では「ニューキノロン」と呼ばれますが、英語ではfluoroquinoloneと呼ばれています。オフロキサシン、エノキサシン、シプロフロキサシンなどが含まれます。DNAジャイレース（細菌の増殖に必要な部品の設計図にあたるDNAを使えるようにする酵素）に作用して、細菌の増殖を抑えます。幅広い抗菌スペクトルが特徴ですが、他薬剤との相互作用が問題となることがあります。

bactericidal action　殺菌作用

細菌が増殖する能力を非可逆的に失わせる作用のことです。静菌作用との対比で使うことの多い用語です。MIC（最小発育阻止濃度）とMBC（最小殺菌濃度）が近い薬剤は、殺菌的に働くといえます。

bacteriostasis　静菌作用

微生物に直接作用して死滅させるのではなく、微生物の増殖を阻止する作用のことです。細菌のタンパク合成を抑制するマクロライド系抗生物質などは、静菌的に働きます。MIC（最小発育阻止濃度）とMBC（最小殺菌濃度）がかけ離れた薬剤は、静菌的に働くといえます。

chemotherapy　化学療法

本来は、感染症の原因微生物の発育を阻止したり死滅させるものの患者には悪影響を及ぼさない化学物質を用いた治療を意味しましたが、現在では主に腫瘍に対して行う化学物質を用いた治療を指します。

HIV　ヒト免疫不全ウイルス

human immunodeficiency virusの略です。エイズ（AIDS, acquired immunodeficiency syndrome）の原因となるウイルスです。ヒトの体内では、ヘルパーT細胞（CD4陽性リンパ球＝CD4-positive lymphocytes）に感染して増殖するため、これらのリンパ球を破壊します。血液中のヘルパーT細胞が一定数を割り込むと免疫機能が著しく低下して、エイズを発症する危険性が高まります。

AIDS　後天性免疫不全症候群／エイズ

acquired immunodeficiency syndromeの略。ヒト免疫不全ウイルスのために免疫機能が弱まり、カリニ肺炎などの日和見感染症や、カポジ肉腫などの悪性腫瘍を発症した状態を「エイズ」と呼びます。アメリカでは、特定の疾患が現れた場合にエイズと診断するほか、CD4陽性リンパ球数が一定レベル以下になった時点でもエイズと診断しています。

viral load　ウイルス量

血漿1mL中のウイルスの数のことです。単位はcopies/mLやvirions/mLで表します。病原体に反応する抗体の濃度を調べるという間接的な方法ではなく、体内のウイルスの量を直接測定するために、治療薬の有効性を正確に判断することができます。PCR法（→81ページ）などを使って測定します。

influenza virus　インフルエンザウイルス

インフルエンザの原因ウイルスで、A型、B型、C型の3種類があります。ウイルスの表面には、赤血球凝集素（hemagglutinin, HA）とノイラミニダーゼ（neuraminidase, NA）というタンパクが栗のイガのように出ています。A型ウイルスにはHAとNAの形が違う亜型（subtype）があります。例えばH1N1はAソ連型、H3N2はA香港型と呼ばれています。

influenza　インフルエンザ

口語ではfluと呼びます。インフルエンザとはインフルエンザウイルスA型、B型またはC型の感染によって現れる呼吸器疾患のことで、A型ウイルスは世界的大流行を引き起こすことが知られています。B型インフルエンザはA型ほど重症ではなく、A型ほど深刻な流行につながりません。C型インフルエンザはごく軽く、症状が出ない場合がほとんどです。流行が心配されるのは、A型とB型のインフルエンザです。

antigenic drift　抗原連続変異

インフルエンザウイルスの関連でよく使う用語です。「ドリフト」あるいは「小変異」とも呼ばれ、インフルエンザウイルスの遺伝子の突然変異によって、HAタンパクとNAタンパクの構造が少し変化する現象のことです。A型、B型ウイルスのどちらにも現れます。抗原が少々変化した程度であれば、ある年代の人々が抗体を持っていたり、似た抗原に対する抗体が有効であったりするため、ウイルスの小変異が大流行につながることはありません。

antigenic shift　抗原不連続変異

インフルエンザウイルスの関連でよく使う用語です。「シフト」あるいは「大変異」とも呼ばれ、インフルエンザウイルスの遺伝子が組み換えられて、新型ウイルスが発生する状態のことをいいます。A型ウイルスにだけ生じる現象です。

B型ウイルスとC型ウイルスはヒトにしか感染しませんが、A型ウイルスは動物とヒトに感染します。A型ウイルスにもさまざまな種類があって、原則的にはトリ型ウイルスはトリに、ヒト型ウイルスはヒトに感染するのですが、ブタはトリ型、ヒト型、ブタ型のウイルスのいずれにも感染します。1匹のブタにトリ型とヒト型のウイルスが感染すると、同じ細胞に2種類のウイルスが入ってそれぞれが複製される間にウイルスの遺伝子が組み換わり(遺伝子再集合＝genetic reassortment)、全く新しいインフルエンザウイルスが作り出されることがあります。こうしてできた新しいウイルスには、誰も免疫を持っていないため、大流行(epidemic)や世界的大流行(pandemic)が現れる可能性があります。

superinfection　菌交代症／重複感染

抗生物質を長期間投与したとき、起炎菌は減ったにもかかわらず、薬剤耐性株が増えて新たな感染症の症状が現れることがあります。これを「菌交代症」と呼びます。
また、既に感染症がある人が別の病原微生物に感染することを「重複感染」と呼びます。hepatitis A superinfection in patients with chronic hepatitis B（慢性B型肝炎患者のA型肝炎ウイルス重複感染）などと表現します。

pandemic　パンデミック

感染症の世界的な大流行を「パンデミック」と呼びます。インフルエンザ、エイズ、結核、マラリアなどの感染症の文脈で使われます。新型インフルエンザについては、世界保健機関（World Health Organization, WHO）が流行の程度を6段階に分類して、フェーズ6（phase 6）をパンデミックとしています。感染症以外でもa global obesity pandemic（肥満の世界的蔓延）、diabetes pandemic（糖尿病の蔓延）のように「多くの人々がかかっている状態」を意味する言葉として使われます。

emerging infectious diseases　新興感染症

比較的最近になって認識されるようになった感染症で、エイズ、エボラ出血熱（Ebola hemorrhagic fever）や牛海綿状脳症（bovine spongiform encephalopathy, BSE＝狂牛病）は代表例です。
これに対し、古くからある感染症のうち最近になって再流行がみられ、患者数が増えている感染症を「再興感染症」（re-emerging infectious diseases）と呼びます。結核やマラリアがこれにあたります。日本では結核は過去の病気と思われがちですが、現在でも集団感染の発生が報告されています。

第4章

遺伝子に関する表現

生物は同じ方法で遺伝情報を記録し、情報を元にタンパク質を作ります。これを利用して微生物や培養細胞に有用なタンパク質を作らせる技術がバイオテクノロジーです。バイオ医薬を理解するための基本用語を学びましょう。

※各項目の用語は、頻出順に並べています。
アルファベット順、五十音順ではありません。
順に読んでいくことで、理解が深まります。

「遺伝子に関する表現」を学ぼう

> **学習のPOINT**
>
> DNAとは何でしょう。最近では「日本人のDNAに刻み込まれた味」などと日常会話でもよく使われていますが、「さて本来の意味は？」と問われると返答に困る方も多いかもしれません。難解に思われがちな分野ですが、体内にある酵素やタンパク質はアミノ酸からできていること、タンパク質の設計図にあたるものが遺伝子であること、遺伝子はAGCTという4種類の「文字」だけで書かれた暗号文で、3文字（コドン）が1つのアミノ酸を意味していることなど、基本的なことを把握すれば、理解を進めることができるはずです。

■遺伝子に関する表現はどんな文書の翻訳に出てくるのか

遺伝子組換え技術を使った医薬品が増えており、翻訳の需要も増えてきました。1980～90年代に次々と生み出され、大ヒット商品となった画期的医薬品は、化学合成で製造される小分子化合物でしたが、現在では遺伝子組換え技術を用いて製造する抗体医薬品などの大分子化合物が広く用いられるようになっており、遺伝子や組換え技術の知識が必要な文書が増えています。

●翻訳者にとって重要度は？

医薬翻訳は、医薬品の基礎、臨床、医療機器、バイオテクノロジーなどと多岐にわたり、翻訳者はそれぞれ得意分野があります。専門性の高い文書はその分野に明るい翻訳者が担当するのですが、医薬品関係を中心に活動する翻訳者が医薬品添付文書に出てくる遺伝子組換えに関する表現を訳すなど、分野が重なる部分が多少あり、「遺伝子関係は苦手で」「ゲノムとか塩基とかの文章はちょっと……」などとは言っていられません。基礎知識は浅くても良いので、まずは広く得ておいて、必要に応じて掘り下げるだけの素地を作る必要があります。

●学習のコツ

基本的な用語をまず押さえましょう。学生時代に生物が苦手だったり学習内容を忘れてしまったりした人は、『好きになる分子生物学』（萩原清文著／講談社刊）のような入門書をお勧めします。「こういうことになっているのか」という理解が得られれば、文書の一部に少し出てくる程度の遺伝子関連の表現に頭を抱えることは少なくなるはずです。

こう使われる！頻出フレーズ

＊Insulin consists of two polypeptide chains: an A chain of 21 amino acids and a B chain of 30 amino acids.

インスリンは、2本のポリペプチド鎖、すなわち21個のアミノ酸からなるA鎖と30個のアミノ酸からなるB鎖から構成される。

＊A codon is three bases in a DNA or RNA sequence which specifies a single amino acid.

コドンとはDNAまたはRNAの配列にみられる3つの連続した塩基で、コドン1個が1個のアミノ酸を示す。

＊The base sequence ATG codes for the amino acid methionine.

ATGという塩基配列は、メチオニンというアミノ酸をコードする。

＊Since 3 bases code for 1 amino acid, the protein coded by an average size gene (3000 bp) will contain 1000 amino acids.

塩基3個が1個のアミノ酸をコードしているため、平均的な大きさの遺伝子 (3000 bp) でコードされるタンパク質は、1000個のアミノ酸を含む。

＊The H1t histone gene is expressed only in primary spermatocytes during spermatogenesis.

H1tヒストン遺伝子は、精子形成過程の精母細胞にのみ発現する。

＊Drug A, a 165 amino acid glycoprotein manufactured by recombinant DNA technology, has the same biological effects as endogenous erythropoietin. It is produced by mammalian cells into which the human erythropoietin gene has been introduced.

A薬は、遺伝子組換え技術を用いて生産する165個のアミノ酸で構成される糖タンパク質であり、内因性エリスロポエチンと同等の生物学的作用を示す。本剤は、ヒトエリスロポエチン遺伝子を組み込んだ哺乳動物細胞で生産される。

genome　ゲノム

一方の親からもらった遺伝情報の全体をゲノムと呼びます。遺伝情報の記録媒体はデオキシリボ核酸(DNA)と呼ばれる大きな分子で、DNAは細胞核の中に格納されています。ヒトをはじめとする有性生殖をする生物の体細胞(somatic cell＝生殖細胞以外の細胞)の核には、父親由来のDNAと、母親由来のDNAが一揃いずつ入っているので、体細胞には2セットのゲノムが入っているといえます。

細胞核にあるDNAは、細胞分裂をするときは短い糸状の物質になるため、特殊な染色を施せば顕微鏡で観察することができます。この糸状の物質は染色体と呼ばれ、長い順に番号がつけられています。ヒトの体細胞には、1～22番の染色体がそれぞれ2本ずつと性染色体(XまたはY)が2本の合計46本の染色体があります。1～22番染色体が2本ずつあるのは、1本が父親、1本が母親からきたためです。性染色体は母親からXを1本、父親からはXまたはYを1本もらっています。染色体を単位としてゲノムを考えれば、1セットのヒトゲノムは、1～22番染色体の1セットと1本の性染色体に盛り込まれているDNAと表現することもできます。

ゲノム解析(genome analysis)とは、生物が持つDNAの配列を全て明らかにして、それぞれのDNA領域の働きや、特定の遺伝子の配列や機能を明らかにする研究のことです。

ヒトゲノムが解明されれば、新薬開発のカギとなる数々の情報が得られ、一人ひとりの患者の体質に合った、効果的で副作用の出にくい薬が作られると言われています。今後は、ヒトの遺伝子情報に基づいて新薬を開発する「ゲノム創薬」(genome-based drug discovery)が新薬開発の大きな柱となると期待されています。

DNA　デオキシリボ核酸

DNA (deoxyribonucleic acid)とは、遺伝情報の記録媒体で、2本の長い鎖が二重らせん構造をとった形をしています。鎖の本体は、五炭糖（炭素が5つある糖）とリン酸が交互に結合して1列になったもので、五炭糖のそれぞれに、アデニン(adenine= A)、チミン(thymine= T)、グアニン(guanine= G)、シトシン(cytosine= C)と呼ばれる4種類の塩基(base)が結合しています。

1本の鎖についた塩基は、もう一方の鎖についた塩基と引き合います。アデニンの向かい側はチミン、シトシンの向かい側はグアニンと決まっています。

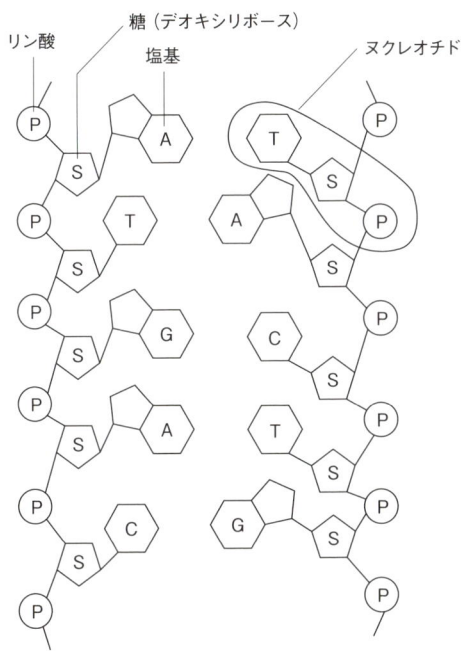

＊出典：『遺伝学用語辞典（第4版）』（東京化学同人刊）

遺伝情報は、ATGC……の塩基の配列で決定されています。DNAは、4種類の文字だけで書かれた生物の設計図と理解すればよいでしょう。

chromosome　染色体

細胞が有糸分裂をするときに光学顕微鏡で観察すると、糸状の構造が認められます。これが染色体で、DNAが含まれています。ヒトの体細胞には、22対(22 pairs of autosomes)、つまり44本の常染色体(44 autosomes)と、1対(2本)の性染色体(a pair of sex chromosomes)が含まれます。
性染色体にはX染色体(X chromosome)とY染色体(Y chromosome)があり、女性はXを2本(XX)、男性はXとYを1本ずつ(XY)持っています。

gene　遺伝子

DNAは、ATGCの4文字だけで書かれた長い文章であるといえますが、意味を持つ部分と、意味のない部分があります。生物が持つ全てのDNA(ゲノム)の中で、祖先からもらった情報が盛り込まれた部分を、遺伝子と呼びます。ゲノムを自動車の製造に必要な全ての情報とすれば、遺伝子はハンドルなどのパーツの設計図であるといえます。ヒトには約3～4万個の遺伝子があります。ゲノムDNAのうち、遺伝子として働いている部分はごくわずか(ヒトでは数パーセント)と考えられています。

base pair　塩基対(つい)

bpと略します。DNAの2本の鎖は対になっていて、2本の鎖を引き合わせる塩基は、一方の鎖の塩基がアデニンなら他方はチミン、一方がシトシンなら他方はグアニンと決まっています。DNAの2本鎖を長い線路とみなしたとき、枕木の部分が「塩基対」にあたります。塩基対はDNAの長さ(文字数)をはかる単位として使われます。ヒトのゲノムDNAの長さ(ゲノムサイズ=genome size)は、30億塩基対(bp)といわれています。言い換えれば、ヒトの遺伝情報は、30億個の文字で書かれた文章であるといえます。

nucleotide　ヌクレオチド

DNAを構成する単位。五炭糖1個に塩基1個が結合したものがヌクレオシド(nucleoside)と呼ばれ、ヌクレオシドにリン酸が結合したものはヌクレオチド(nucleotide)と呼ばれます。リボース(五炭糖)にアデニン(塩基)が結合した物質はアデノシンと呼ばれるヌクレオシドです。このアデノシンにリン酸1個がエステル結合した分子は、アデニル酸(adenylic acid、別名アデノシン一リン酸 = adenosine monophosphate, AMP)と呼ばれるヌクレオチドです。

AMPにさらにリン酸1個が結合した分子はアデノシン二リン酸(adenosine diphosphate, ADP)、ADPにさらにリン酸1個が結合した分子はアデノシン三リン酸(adenosine triphosphate, ATP)です。ATPは多くの生物のエネルギー供給源として重要な働きを持ちます。

base sequence　塩基配列

DNAの鎖は、4種類のヌクレオチドが1列に並んで作られています。ヌクレオチドを作っている塩基の種類によって、それぞれをA、T、C、Gの記号で表すと、DNAの鎖は、「ATGAATTCGCG」などと表すことができます。この並びを塩基配列と呼びます。nucleotide sequenceやDNA sequenceとも呼ばれます。

RNA　リボ核酸

ribonucleic acidの略。DNAと似た構成の1本鎖分子です。DNAの情報をアミノ酸配列として伝えるmRNA(messenger RNA)や、ペプチド合成に必要なアミノ酸を運ぶtRNA (transfer RNA)など、さまざまな働きを持つRNAがあります。DNAをクルマの設計図とすれば、mRNAは部品の製造に必要な部分だけ抜き出してとったコピーにあたり、tRNAは資材運搬車にあたります。

gene expression　遺伝子発現

特定の部分のDNAがRNAに転写され、mRNAやタンパク質が作られることをいいます。ある遺伝子が転写(DNAからmRNAを合成するプロセス)・翻訳(mRNAからタンパク質を作るプロセス)されて表現型(生体にみられる特徴)を表すようになることを意味することもあります。

transcription　転写

特定部分のDNAを鋳型(template)としてRNAが合成されることを転写といいます。作られたRNAは、いらない部分が取り除かれ(スプライシング=splicing)、mRNAになります。mRNAは細胞内のタンパク質合成工場であるリボソーム(ribosome)に運ばれ、翻訳にかけられます。

translation　翻訳

メッセンジャーRNA(mRNA)の遺伝情報がアミノ酸配列として読み出され、タンパク質が合成されることをいいます。
遺伝子では3つの連続する塩基が1個のアミノ酸をコードしています。例えばAUGはメチオニンをコードします。アミノ酸の種類を指定したり、タンパク合成の開始や終了を意味する3文字で1単位の情報を、コドン(codon)と呼びます。

protein　タンパク質

生体を構成する成分や、酵素、ホルモンなどの生理活性物質(bioactive substance)は、タンパク質からできています。タンパク質は20種類のアミノ酸がつながってできており、アミノ酸の配列(amino acid sequence)は、遺伝子に記録されています。
タンパク質の多くは1本の鎖の状態で働くのではなく、複雑な立体構造をとり、さらに複数の鎖(サブユニット)と組み合わされて機能を発揮します。

genotype　遺伝子型

有性生殖で増える生物は、父親由来のゲノム(DNA全体)と母親由来のゲノムを1組ずつ受け継いでいます。細胞には、2セットのゲノムがあるため、特定の位置(遺伝子座=locus)にある情報(遺伝子=gene)は2通りあります。この2通りの情報を並べて示したものを「遺伝子型」と呼びます。

ABO式血液型を例にとると、ABO式血液型を決める遺伝子にはA、B、Oの3種類があります。細胞に入っている2本のゲノムのそれぞれについて、ABO式血液型遺伝子座と呼ばれる場所を調べると、ある人は一方はA、一方はOの遺伝子を持っていたとします。このとき、その人の血液型の遺伝子型はAOであると表現します。ABO式血液型の遺伝子型には、AA、AO、BB、BO、AB、OOの6種類があります。

genetic polymorphism　遺伝子多型

同じ生物種(例えばヒト)に属する個体のゲノムは大筋では同じですが、みんなが全く同じゲノムを持っているわけではなく、ところどころに個体差があります。ゲノムの特定の位置の塩基配列が個体によって違い、その違い(「変異」と呼びます)の発現頻度が生物種全体の1%を越えているとき、その変異を「遺伝子多型」と呼びます。

遺伝子多型の身近な例のひとつに、アルコールの処理能力の個人差(酒に強いか弱いか)があります。アルコールの代謝には、ALDH2と呼ばれるアルデヒド脱水酵素が関わりますが、ある人は本来の高性能の酵素を作る遺伝子ALDH2＊1を持ち、ある人は処理能力の低い酵素を作る遺伝子ALDH2＊2を持つという個人差があります。アジア人は他の人種に比べてALDH2＊2の遺伝子を持つ人(つまり酒に弱い人)が多いことが知られています。

薬物代謝に関わる酵素にも、このような遺伝子多型があることが知られています。

遺伝子多型の研究は、患者一人ひとりの体質に合わせた、きめこまやかな医療の実現に役立つと期待されています。

phenotype　表現型

目や髪の色、血液型、ある酵素の多い少ないなど、生体に現れている特徴を表現型と呼びます。例えばABO式血液型の遺伝子型は6種類ありますが、表現型にはA型、B型、O型、AB型の4種類しかありません。

single nucleotide polymorphism　一塩基多型

SNPと略します。遺伝子多型のうち、1カ所の塩基だけが違うこと、つまりATGCの4文字からなる文章の1文字だけが違うことを、「一塩基多型」(SNP)と呼びます。
一塩基多型は数百万カ所にもあるといわれており、ある種のSNPは、特定の病気にかかりやすい、薬の効きが良い・悪いなどの体質を支配する情報であると考えられています。

recombinant DNA technology
遺伝子組換え技術

遺伝子を酵素で切断したり再結合させる操作で組み換えた遺伝子を、生きた細胞に組み込み、その細胞を増殖させる技術のことです。この技術で生産した物質には、recombinantという形容詞をつけて、recombinant insulin(組換え型インスリン)などと表現します。
遺伝子組換え技術は、さまざまな医薬品の開発や製造に活用されています。例えば、インスリンは、ヒト型インスリンの前駆体(インスリンが完成する前の物質)の遺伝子を大腸菌や酵母に組み込み、この物質を作り出す性質を持たせた組換え微生物を培養して製造しています。

insulin　インスリン

51個のアミノ酸から構成されるホルモン。糖尿病治療に用いられます。昔はブタ由来のインスリン（swine insulin）を使っていましたが、ブタとヒトでは1カ所のアミノ酸が違うためアレルギーの問題がありました。ヒトインスリン（human insulin）は、遺伝子組換え技術によって大腸菌に作らせることが可能となり、1981年には遺伝子組換え医薬品の第1号として欧米の市場に登場しました。

tailor-made medication　テーラーメード医療

それぞれの患者の体質に合わせた薬を開発し、処方する医療のこと。ヒトゲノムの解読が進むにつれ、一塩基多型（SNP）による体質の差が薬の効果を左右しているという考え方が出てきました。効く患者を特定してから薬を投与すれば副作用が避けられ、無駄な処方を避けることで医療費が節約できるなど、さまざまな効果が期待されています。

polymerase chain reaction
ポリメラーゼ連鎖反応／PCR法

PCRと略します。短時間で遺伝子の断片を何百万倍に増やす技術のことで、増幅したい遺伝子の両端の塩基配列がわかっていれば、目的とする遺伝子を研究に利用できる量にまで増やせます。遺伝子研究には不可欠なツールとして活用されているほか、ウイルス感染症の診断や、ウイルスの変異株（variant virus）の特定など臨床でも重用されています。

genetically modified food　遺伝子組換え食品

GM foodと略されることもあります。遺伝子を組み換えることで性質を変えた農作物と、組換え農作物を用いて製造した食品のことを指します。遺伝子組換えとは、ある生物から利用する遺伝子を取り出して、改良したい生物のDNAに導入することで新しい品種を作る方法です。古くから行われてきた交配による農作物の品種改良（plant breeding）と違い、他の生物のDNAも利用することができます。

▶ decode　解読する

遺伝子やゲノムの塩基配列を明らかにすることを「解読する」といいます。the race to decode the human genome（ヒトゲノム解読レース／競争）、decode a gene responsible for a rare kidney disorder（まれな腎障害の原因遺伝子を解読する）などと使います。

▶ sequence　配列を決定する

protein sequencingとはタンパク質のアミノ酸配列を決定すること、DNA sequencingとはDNAの塩基配列を決定することです。sequencingを行う装置はシーケンサー（sequencer）と呼ばれます。DNAシーケンサー（DNA sequencer）はDNAの塩基配列を自動的に読みとる装置のこと、タンパク質シーケンサー（protein sequencer）はタンパク質のアミノ酸配列を自動的に解析する装置のことです。

▶ genetic discrimination　遺伝子差別

ヒトゲノム・プロジェクトなどで遺伝情報の解読が進み、特定の遺伝子があれば癌にかかりやすいといった情報が蓄積されるようになると、遺伝子検査の結果が雇用のチャンスを左右するといった新しい差別が起こるおそれがあります。このような遺伝子の情報が明らかにされることで生じるおそれのある差別を「遺伝子差別」（genetic discrimination）と呼びます。

induced pluripotent stem cell
人工多能性幹細胞／iPS細胞

受精卵は最初は1個の細胞ですが、細胞分裂を繰り返して体のさまざまな部分を形作る細胞に変化していきます。受精卵から細胞が数百個に増えるまでの段階では、細胞はさまざまな細胞に分化する能力を持ちます。この段階の細胞(胚性幹細胞、ES細胞＝embryonic stem cell)は代表的な万能細胞として研究に用いられてきましたが、子宮で育てばヒトとなる細胞を研究に用いることについては、倫理面での批判がありました。

これに対して、ヒトの体にある細胞(体細胞＝somatic cell)は、皮膚細胞であったり心筋細胞であったりとそれぞれ役割が定まっており、たとえ細胞を取り出して増殖させても、別の機能を持つ細胞に変化することはありません。しかし、体細胞から万能細胞を作る研究が行われ、2007年には体細胞に4種類の遺伝子を組み込む操作を行うことで、ES細胞と同じようにさまざまな細胞に分化する能力(多分化能＝pluripotency)を持ち、特定の機能を持つ細胞に分化させた後は細胞分裂をすれば同じ性質の細胞が生じる能力(自己複製能)も持つ細胞(iPS細胞)を作り出すことに成功しました。

将来的には、患者から採取した細胞をiPS細胞に変え、心筋細胞や神経細胞、膵臓細胞に分化させた後に、患者に戻して機能回復に役立てるという再生医療の確立につながることが期待されています。この場合、細胞は患者自身のものであるため、拒絶反応を回避することができると考えられています。

また、難病の患者から得た細胞からiPS細胞を作り、正常な機能を発揮しない仕組みを細胞レベル、分子レベルで解明して治療に役立てるという応用も考えられています。また、iPS細胞からさまざまな細胞を作り、新薬の薬理作用、効果や安全性の検討に活用できるとも考えられています。

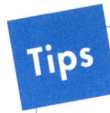

Tips 略語を知ろう

医学・薬学関連の文書には略語が頻繁に登場します。
主なものをいくつか挙げておきます（略語の掲載は頻出順）。

＊「投与経路」に関する略語

略語	原語	意味
PO	per os (= orally)	経口
IV	intravenous	静注
DIV	drip intravenous	点滴静注
SC	subcutaneous	皮下
IM	intramuscular	筋肉内
IP	intraperitoneal	腹腔内

＊「投与頻度」に関する略語

略語	原語（ラテン語）	英語	意味
QD	quaque die	once daily	1日1回
BID	bis in die	twice daily	1日2回
TID	ter in die	three times daily	1日3回
QID	quater in die	four times daily	1日4回
q4h	quaque 4 hora	every four hours	4時間ごと
q6h	quaque 6 hora	every six hours	6時間ごと

※略語はbidと小文字で表記する場合や、b.i.d.とピリオドを付ける場合もあります。

＊「薬物動態」に関する略語

略語	意味
C_{max}	最高血中濃度
C_{min}	最低血中濃度
C_{trough}	トラフ濃度（投与直前の最低血中濃度）
T_{max}	最高血中濃度到達時間
$T_{1/2}$	半減期
AUC	血中濃度時間曲線下面積
Vd	分布容積

第5章

免疫に関する表現

免疫は自己と非自己を区別し、非自己を排除する仕組みです。
日進月歩の分野で難解ですが、まずは抗原抗体反応など、
理解しやすく、医薬翻訳でよく遭遇する内容から理解を進めましょう。

※各項目の用語は、頻出順に並べています。
アルファベット順、五十音順ではありません。
順に読んでいくことで、理解が深まります。

「免疫に関する表現」を学ぼう

学習のPOINT 免疫は、外敵から体を守る仕組みで、細胞や分子が複雑に関わっています。免疫の仕組みは、ワクチン、検査試薬、抗体医薬品などさまざまな分野で活用されています。HIV感染症、自己免疫疾患（関節リウマチ、クローン病など）など、免疫に関する知識が不可欠な治療分野も多くあります。免疫学は日進月歩の学問で、新たな知見が次々に発表される分野ですが、何事もまずは基本から。知識を積み上げるために必要なキーワードを学習しましょう。

■免疫に関する表現はどんな文書の翻訳に出てくるのか

免疫といえばワクチンを思い浮かべる方は多いと思いますが、免疫に関する表現が出てくるのはワクチン関連の文章だけではありません。血清検査は、抗体濃度の経時変化を見て病原体を特定する検査として用いられています。ELISAなどの免疫反応（抗原抗体反応）を利用した臨床検査は広く用いられており、遺伝子組換え技術を用いて生産した抗体は医薬品として利用されています。また、ウイルスで免疫機能が破壊されるHIV感染症や、免疫機能の暴走が引き起こす自己免疫疾患など、免疫が関係する疾患も多くあります。免疫に関する表現はかなり広い分野で出てきます。

●翻訳者にとって重要度は？

遺伝子組換え技術を用いて製造する抗体医薬品は21世紀に入ってから急成長し、さまざまな医薬品が開発されています。小分子化合物とは違い、抗体医薬品は狙う標的以外に作用を及ぼすことがほとんどないため、効果が高く副作用の少ない治療薬として活躍することが期待されています。今後さらに重要性を増す分野でしょう。

●学習のコツ

免疫に関わる細胞や分子は数多く、その働きは複雑です。学習は、まずは全体を大まかに理解することを目指しましょう。「そもそも免疫とは何？」という疑問は、専門書を読んでも解決できません。説明に使われている言葉が理解できないからです。まずは免疫についての基本用語を知らねばなりません。基本を知るための入門書としては、『好きになる免疫学』（萩原清文著／講談社刊）をお勧めします。平易な文章と図で免疫が楽しく学べます。

こう使われる！頻出フレーズ

∗ **For serological diagnosis, acute and convalescent sera are generally required.**

一般に血清検査により診断を下す場合は、急性期と回復期の血清が必要となる。

∗ **The acute serum should be stored frozen until the convalescent is drawn and submitted as paired sera.**

急性期血清は回復期血清を得るまで凍結保存し、ペア血清として提出する。

∗ **Infection was identified by testing paired serum samples for rise in antibody titer against the circulating influenza viruses.**

ペア血清を用いてインフルエンザウイルス流行株に対する抗体価の上昇を調べ、感染を特定した。

∗ **In the United States, transmission of the human immunodeficiency virus (HIV) by blood transfusion occurs almost exclusively when a recently infected blood donor is infectious but before antibodies to HIV become detectable (during the "window period").**

米国では、輸血によるヒト免疫不全ウイルス（HIV）の伝播は、感染後まもないためにHIVを伝播する可能性がありながらもHIV抗体が検出されない時期（ウィンドウピリオド）の供血者に由来する血液製剤を介する伝播にほぼ限られる。

∗ **In most patients with Kaposi's sarcoma and AIDS, seroconversion to positivity for antibodies against KSHV-related nuclear antigens occurs before the clinical appearance of Kaposi's sarcoma.**

カポジ肉腫がみられるAIDS患者の大部分では、カポジ肉腫の発現前にKSHV関連核抗体の陽転がみられた。

∗ **Drug A is a chimeric IgG1 monoclonal antibody (composed of human constant and murine variable regions) specific for human tumor necrosis factor-alpha (TNFα).**

A薬は、ヒト腫瘍壊死因子α（TNFα）に特異的なキメラ型IgG1モノクローナル抗体で、ヒト定常領域とマウス可変領域から構成される。

∗ **Drug A neutralizes the biological activity of TNF by binding with high affinity to the soluble and transmembrane forms of TNF and inhibits binding of TNF with its receptors.**

A薬は可溶型TNFと膜結合型TNFに高い親和性を示し、これらに結合してTNFとTNF受容体との結合を阻止することでTNFの生理活性を抑制する。

immunity　免疫

免疫には2種類あり、ひとつは、一度体内に侵入した細菌やウイルスを覚え、次回以降は直ちに攻撃して排除する機構で「獲得免疫」(acquired immunity)と呼びます。一方、あらゆる異物を無差別に排除する原始的な機構を「自然免疫」(natural immunity)と呼びます。自然免疫には、異物を寄せつけない皮膚や粘膜、涙などの体液による物理的なバリアーや、異物を食べるマクロファージ(大食細胞=macrophage)、異物が入った場所にマクロファージを呼び寄せる炎症反応などが関わっています。

antigen　抗原

抗原とは、(1)抗体の産生や細胞性免疫などの免疫応答(immune response)を引き起こして、(2)抗体と結合する物質のことです。(1)と(2)の性質を併せ持つものを「完全抗原」(complete antigen)、抗体と結合するが免疫応答を引き起こさず、適切なタンパク質と結合した段階ではじめて完全抗原になるものを「ハプテン」(hapten)と呼びます。

antibody　抗体

抗原と特異的に反応する免疫グロブリン(immunoglobulin)を総称して「抗体」と呼びます。体内で抗原と抗体が結合すると、異物である細菌や細胞を破壊する反応のスイッチが入ります。また、好中球やマクロファージが抗原抗体複合体を活発に貪食(細胞内に異物を取り込むこと)するようになります。

humoral immunity　液性免疫

「体液性免疫」ともいいます。体液中の抗体(免疫グロブリン)によってもたらされる免疫を意味する用語です。毒蛇に咬まれた人に抗毒素血清を注射するのは、血清に含まれる免疫グロブリンに毒素を中和させる目的で行います。抗体は、B細胞(B cell)から分化した抗体産生細胞が作り出しますが、この分化にはヘルパーT細胞(helper T cell)による働きかけが必要です。

differentiation　分化

性質や機能を変化させること。例えば、受精卵から分裂した細胞は最初のうちは同じ細胞ですが、次第にさまざまな臓器を作る細胞に変化していきます。このような特定の役割を持つ細胞へと変化していくことを「分化」と呼びます。

immunoglobulin　免疫グロブリン

免疫グロブリンはY字型をした抗体分子で、IgM、IgG、IgA、IgD、IgEの5つのクラスに分類されます。IgMは一次免疫応答（はじめて抗原と接触したときの反応）、IgGは二次免疫応答（次に同じ抗体に遭遇したときの反応）で多量に産生されます。IgAは鼻汁などの分泌液に多く含まれ、IgDは免疫応答に関与します。そしてIgEはアレルギー反応に関与します。

serological test　血清検査

単にserologyと表現することもあります。血清中の抗体の有無や量を調べる検査のことで、調べたい病原微生物に対する抗体が検出されれば、その人がその病原体に感染していたかどうかがわかります。関節リウマチなどの自己免疫疾患の場合も、自己抗体を調べる血清検査を行います。

paired serum samples　ペア血清

paired seraともいいます。発病後1週間以内に採取した急性期血清（acute phase serum）と、病状が軽くなった時期に採取した回復期血清（convalescent serum）で1組とする血清試料のことです。ある病原体に特異的なIgGの抗体価が急性期で低く、回復期で高ければ、その病原体の感染が検査時期に生じたことがわかります。

▶ antibody titer　抗体価

単にtiterとも呼びます。試料に含まれる抗体の量を相対的に表現する方法です。試料を2倍、4倍、8倍……と希釈した検体に一定量の抗原を加え、抗原と抗体の結合による反応（発色など）を認めた最大希釈倍数を抗体価とします。例えば、2400倍まで希釈した試料に反応を認め、その次の段階では反応を認めなかったとき、抗体価は1 in 2400（1:2400）と表現します。ペア血清の検査の場合は、前後の抗体価を比べて、何倍かの上昇があれば感染陽性と判断します。

▶ window period　ウィンドウピリオド

「空白期間」「空白時間」とも呼ばれ、病原体に感染してから、病原体そのもの（抗原）や抗体が検出されるようになるまでにかかる時間のことです。献血では、このウィンドウピリオドが問題視されます。供血者（donor）から採取した血液は、さまざまな病原体の抗原や抗体がないかを調べた上で輸血に使いますが、感染直後は血液中に病原体が存在するにもかかわらず、検査を素通りして受血者を感染させてしまうのです。現在、日本赤十字社は、献血された血液中のHIV、B型肝炎ウイルス（hepatitis B virus、HBV）とC型肝炎ウイルス（hepatitis C virus、HCV）の有無について、核酸増幅検査と呼ばれる鋭敏な検査を行っています。この検査は、ウイルスを構成する核酸（HIVとHCVの場合はRNA、HBVの場合はDNA）を100万倍以上に増幅してウイルスの有無を検査します。感染後しばらくしてから作られる抗体を検査する方法よりも、ウィンドウピリオドが2週間短縮できるとされています。

▶ cellular immunity　細胞性免疫

T細胞がもたらす免疫のことです。ヘルパーT細胞は細菌などの抗原と結合してリンフォカイン（lymphokine）を放出することで、マクロファージを活性化させ異物を処理させたり、キラーT細胞（CD8陽性リンパ球）を増やして敵を攻撃させる働きを持ちます。ツベルクリン反応や、移植組織の排除は、細胞性免疫によるものです。

helper T cell　ヘルパーT細胞

胸腺（thymus）で作られるリンパ球の一種です。CD4という抗原が膜表面にあることから、CD4陽性リンパ球（CD4-positive lymphocyte/cell）と呼ばれます。免疫機構の全体を指揮管理する重要な役割を持ちます。helper T lymphocyte（ヘルパーTリンパ球）とも呼ばれます。

killer T cell　キラーT細胞

特定の抗原を持つ細胞や組織を攻撃するリンパ球の一種。キラー細胞の細胞膜表面には、CD8と呼ばれる抗原があります。ウイルスに感染した細胞を除去するほか、移植片の拒絶反応の主役を演じます。「細胞障害性T細胞／リンパ球」（cytotoxic T cell/lymphocyte）とも呼びます。

suppressor T cell　サプレッサーT細胞

サプレッサーTリンパ球（suppressor T lymphocyte）とも呼び、免疫応答を抑制すると考えられるリンパ球のことです。細胞膜の表面には、CD8と呼ばれる抗原があります。

B cell　B細胞

リンパ球の一種で「Bリンパ球」（B lymphocyte）ともいいます。ヘルパーT細胞（CD4陽性細胞）の情報を受けて、特定の異物に対する抗体を作る抗原産生細胞に分化します。抗原の情報を受けたB細胞の一部は、抗体産生細胞に分化せずに抗原の情報を記憶する記憶B細胞（memory B cell）として残り、次に抗原が侵入したときに、より多くの抗体を素早く産生できるようにします。

differentiation antigen　分化抗原

血球の細胞膜表面にある分子のことです。骨髄にある幹細胞(stem cell)から分化して、さまざまな血球として成熟していく段階で、さまざまな分子が細胞膜表面に現れます。これらの分子は100種類以上が確認されていて、CD1 antigen、CD2 antigen…と命名されています。CDはcluster of differentiationの略です。CD4陽性リンパ球とは、細胞膜表面にCD4抗原があるリンパ球という意味です。

cluster of differentiation　CD分類

CD分類とは、白血球などのさまざまな細胞の表面にある分子を識別する分類方法です。

もともとは、世界各地で発売されるモノクローナル抗体を分類するために作られた方法でした。モノクローナル抗体の開発者がそれぞれ独自の方法で命名すると混乱が生じたり、A研究所が出したモノクローナル抗体XとB研究所が出したモノクローナル抗体Yはいずれも同じ細胞表面抗原に結合するという現象が生じたりするために、1982年に国際会議が開かれ、各種のモノクローナル抗体をそれぞれが結合する抗原を手がかりに分類する国際分類が作られました。やがてこの分類は細胞表面抗原の名称としても用いられるようになりました。

当初は白血球の表面抗原に対する抗原の分類が行われていましたが、現在は赤血球などの他の細胞も対象とされ、2007年までにCD 350まで特定されています。

monoclonal antibody　モノクローナル抗体

化学構造と免疫的な働きが全く同じ抗体の集まりです。「単クローン抗体」ともいいます。ハイブリドーマ(hybridoma)と呼ばれる融合細胞を用いて、人工的に同じ抗体だけを作らせたものです。特定の物質だけに反応する鋭敏な試薬として利用できるため、ラジオイムノアッセイやELISA(イライザ→94ページ)の試薬として活用されています。癌や関節リウマチなどの治療薬として、体内の特定の物質に結合してそれを抑制する働きを持たせたモノクローナル抗体が医薬品として用いられています。

hybridoma　ハイブリドーマ

抗体産生細胞に分化したB細胞と、無限の増殖能を持つミエローマ細胞（myeloma cell）を融合させて1個の細胞としたものです。この細胞は1種類の抗体を作り出す能力と無限に増殖する性質を併せ持つため、全く同じ構造の抗体（モノクローナル抗体）を、時間と場所を問わずに得ることができます。

polyclonal antibody　ポリクローナル抗体

「多クローン抗体」ともいい、動物に抗原を投与して作らせた抗体の集まりです。
抗原には多数の抗原決定基（antigenic determinant）があるため、生体内では同じ抗原に反応する点では共通していても、ターゲットとする部分が違うさまざまな抗体が作られます。不均質な抗体の集まりであるという点がモノクローナル抗体と大きく違います。

microtiter plate　マイクロタイタープレート

マイクロプレート（microplate）ともいい、ウェル（well）と呼ばれる小さくて浅いくぼみを多くつけたプレートのことです。ELISA（→94ページ）などの、多数の試料について同じ検査を同時に行う検査に用います。96ウェルの製品や、384ウェルの製品などが販売されています。

ELISA　ELISA／イライザ

enzyme-linked immunosorbent assayの略。「エリザ」と読むこともあります。抗原と抗体が特異的に結合することを利用した精度の高い検査法です。Aというウイルスに対する抗体の有無を調べる場合は、Aの抗原部分をウェル（well=小さなくぼみ）に付着させたプレートを用意して、血清をウェルに入れます。抗A抗体が血清中にある場合は、抗A抗体がウェルに付着しているA抗原と結合します。これに抗A抗体に結合する抗体Bを加えます。プレートには、プレート−抗原A−抗A抗体−抗体Bの順に結びついた複合体ができます。ここで試薬をよく洗い流すと、複合体ができたウェルにだけ抗体Bが残ることになります。

抗体Bにはあらかじめ酵素を付着させてあります。ウェルをよく洗った後に、この酵素があれば発色する試薬を加えると、ウェルは試料に含まれていた抗A抗体の量に応じて発色します。ELISAは、抗体の量をウェルの色の濃さとして調べることができる検査法なのです。

第6章

動物実験に関する用語

動物実験（非臨床試験）は、厚生労働省など各国の規制当局が設定した
ガイドラインに沿って行われます。
必要な手順や方法は明文化されているので、
基本資料を押さえればしっかりと訳せる分野です。

実験動物・実験室 98ページ
動物実験の種類 106ページ
動物実験の評価項目 107ページ
生殖試験 109ページ
遺伝毒性試験 112ページ

※各項目の用語は、頻出順に並べています。
アルファベット順、五十音順ではありません。
順に読んでいくことで、理解が深まります。

「動物実験に関する用語」を学ぼう

> **学習のPOINT**
>
> 医薬品の開発ではさまざまな動物実験が行われます。新薬の承認申請に必要な動物実験については、実験の種類や遵守事項が定められています。Good Laboratory Practice（GLP）やICHガイドラインなどの必須資料はインターネット上で公開されているので、積極的に利用して内容を把握し、適切な表現を積み上げていきましょう。

■動物実験に関する表現はどんな文書の翻訳に出てくるのか

医薬品を開発する段階で行われる動物実験の計画書や報告書の翻訳需要があります。また、臨床試験に参加する医師に向けて作成する治験薬概要書、医薬品の添付文書などにも動物実験のデータ（非臨床データ）が含まれています。

●翻訳者にとって重要度は？

医薬翻訳ではまず避けて通れない分野です。厚生労働省などの規制当局に提出する文書であることも多いので、この種の文書を常に扱っているクライアントの厳しい評価に耐え、なおかつ信頼が得られるレベルに仕上げる必要があります。正確な訳語選択や文体の研究が必要ですが、これはICHガイドラインなどの必須資料を活用すれば、効率よく行えます。見るべき資料を把握しておくことが大切です。

●学習のコツ

ICHガイドラインやGLP基準（Good Laboratory Practice ＝ 医薬品の安全性に関する非臨床試験の実施基準）では、動物実験の種類や手順、動物の飼育方法が細かく定められています。英語版と日本語版を読めば、内容を理解すると同時に用語の使い方もわかります。動物実験の基本的な手順をわかりやすく説明するハンドブックも各種出版されているので、1冊持っておくと便利です。文章ではわかりづらい操作も、図や写真を見ればよくわかります。

こう使われる！頻出フレーズ

＊**Groups of male and female (5/sex/dose) Sprague-Dawley rats received a single oral (gavage) administration of Drug A.**

Sprague-Dawley系ラットの雌雄各5匹/群に対し、A薬の単回強制経口投与を行った。

＊**Control groups of each sex consisted of 10 untreated rats (untreated controls) and 10 rats injected with phosphate buffered saline (vehicle controls).**

対照群は、1群雌雄各10匹として、無処置群（無処置対照）とリン酸緩衝食塩液投与群（溶媒対照）の2群をおいた。

＊**Ten-day oral exposure up to 100 mg/day in dogs showed dose-related decreases in blood pressure and increases in heart rate 2 hours after dosing.**

イヌに対し100mg/kgまでの用量で10日間にわたり経口投与したところ、投与2時間後に用量依存的な血圧低下と心拍数上昇を認めた。

＊**Dose-related increases in liver mass were reported.**

肝重量の用量依存的な増加が報告された。

＊**The doses administered induced no changes in body weight gain and there were no treatment-related macroscopic changes at gross necropsy.**

投与した用量では体重増加に変化がみられず、剖検時の肉眼観察では投与に関連する変化を認めなかった。

＊**Preweaned rats, exposed indirectly via consumption of milk from dams treated with 150 mg/kg/day for 3 weeks, were not adversely affected, despite data indicating higher drug levels in milk than in plasma.**

乳汁中濃度は血漿中濃度より高いことを示すデータが得られているが、母動物に本剤150mg/kg/日を3週間投与したところ、母動物を介して間接的に本剤を摂取した離乳前ラットに悪影響を認めなかった。

⇒ 実験動物・実験室

species　種／動物種

生物分類上の基本単位を「種」または「動物種」と呼びます。医薬品の毒性試験に用いられる動物種には、マウス、ラット、ハムスター、ウサギ、イヌ、サルなどがあります。抗原性試験にはモルモット（guinea pig）が用いられます。

strain　系統

動物実験のために計画的に交配させて作った、祖先と同じ性質を持つ子孫群のこと。BALB/cやC57BL/6などの名称がつけられています。C57BL/6 strain miceまたはC57BL/6 mice（C57BL/6系マウス）などと表現します。同じ動物種でも、系統によって薬物への感受性や腫瘍の自然発生率が違うなど大きな差があります。

inbred strain　近交系

マウスやラットの場合、兄妹交配を20世代以上継続して行っている系統を「近交系」と呼びます。同系統の個体間には遺伝子の違いがなく（isogenic）、ある個体の皮膚や腫瘍組織を別の個体に移植しても、拒絶反応が現れません。

nude mouse　ヌードマウス

突然変異のマウスとして発見された系統で、体毛がないためこの名前があります。胸腺（thymus）がなく免疫機能が働かないため、他の動物やヒトの癌組織を移植しても、拒絶反応が現れません。抗癌剤の研究など、さまざまな研究で用いられています。

transgenic animal　トランスジェニック動物

人為的に組換えDNAを導入して、本来の動物とは異なる特徴を持たせた動物を「トランスジェニック動物」と呼びます。動物実験ではこの技術を利用して疾患モデル動物を作っています。特定の病気の原因となる遺伝子を動物に組み込み、ヒトの病気と同じ状態を示す動物を作って、それを交配させて増やすのです。

quarantine　検疫

実験施設に新たに到着した動物の健康状態が明らかになるまで、以前から飼育している他の動物から隔離しておくことを「検疫」と呼びます。新しく到着した動物を何日か飼育すれば、病原体に感染していた動物は発病します。一定期間経った後も健康な動物だけを研究室に持ち込めば、研究室にいる動物への病原体の侵入を阻むことができます。

acclimation　馴化（じゅんか）

実験動物を実験の環境に慣れさせること。動物実験では、環境に慣れ、生理状態と行動が安定した動物を使う必要があります。マウス、ラット、モルモットの馴化には、約7～10日が必要とされています。

identification of laboratory animals
実験動物の個体識別

試験に用いる動物は、取り違えないように個別識別する（identify）必要があります。マウスやラットでは、耳パンチ（ear punch）や色素塗布（coloring）が行われ、イヌやサルではいれずみ（tattoo）や耳鑑札（ear tag）を用います。

⇒ 実験動物・実験室

cage　ケージ

実験動物を収容する箱。動物の観察がしやすく、清潔な環境を保つよう設計されています。マウスのケージの場合、弁当箱型の樹脂ケースに金属格子のフタをつけたものが使われます。このフタの一部は陥没しており、固形飼料を入れたり、給水瓶（water bottle）を取りつけることができます。

bedding　床敷(とこしき)

ケージの床に敷く木のチップのことです。カンナくず（wood shavings）の状態のものも使われますが、サイコロ状にした硬材を熱処理した製品（Beta Chip）なども使われています。

diet　飼料

げっ歯類の実験動物には、ペレット状のげっ歯類用固形飼料（rodent chow）を与えるのが一般的です。混餌(こんじ)投与と呼ばれる、被験物質を混ぜた飼料を食べさせることで薬物を投与する試験では、所定濃度の被験物質を配合した飼料を作ります。

gavage　強制経口投与

マウスやラットに経口投与するための器具として市販されている金属ゾンデ（stomach tube = 先の丸い、太くて長い注射針）を動物の口から胃の中に挿入して、薬物を溶液または懸濁(けんだく)液として投与する方法です。Drug A was administered by gavage to mice（薬物Aをマウスに強制経口投与した）などと表現します。

administer in the diet　混餌投与する

被験物質を飼料に混ぜて投与することです。the compound was administered in the diet at concentrations of 300 and 600 ppm to groups of 50 rats for 100 weeks は、50匹のラットに被験物質を300 ppm含む飼料、別の50匹に600 ppm含む飼料を100週間とらせ続けた、という意味になります。動詞のfeedを使ってdogs were fed diets containing Drug A at 20-125 ppm for 5 weeks（イヌに対して薬物Aを20~125 ppmの濃度で5週間投与した）と表現することもあります。

i.v.　静脈内投与

i.v.とはintravenousの略で、静脈から液体を注射することを意味します。マウスに静脈内投与を行うときは、尾静脈（tail vein）から投与する方法が一般的です。administer by intravenous tail vein injectionあるいはadminister via tail vein injectionなどとも表現します。

i.p.　腹腔内投与

i.p.とはintraperitonealの略で、腹腔内（腹膜の内側にある空間）に液体を注射することを意味します。administer/give/inject intraperitoneallyなどと表現します。

test system　試験系

安全性試験での試験系とは、被験物質を投与・添加するか対照として用いる動物、植物、微生物またはその一部（臓器、細胞など）を指します。物理・化学実験の試験系とは、測定装置・機器のことです。

⇒ 実験動物・実験室

in vivo / in vitro　*in vivo* ／ *in vitro*

in vitro（イン・ビトロ）とは試験管などの人工的な環境で反応をみる試験系のことです。生物から細胞を取り出して培養したものを用いる実験などを指します。*in vivo*（イン・ビボ）とは、生体を用いて反応を評価する試験系のことで、動物に被験物質を投与して、反応をみる試験などを指します。日本語の専門文書では *in vivo* も *in vitro* も「*in vitro* における検討」などと、アルファベットのまま表記します。

ex vivo　*ex vivo*

生体から組織や臓器を取り出し、生体内と同じ形態と機能を持たせた状態で行う実験のことです。試験管に入れた血液に被験物質を加えてインキュベート（incubate ＝温度、湿度や二酸化炭素濃度を制御して、培養に最適な環境を保つ装置の中で一定時間おくこと）して、被験物質の変化をみる試験は「*ex vivo* 試験」（イクス・ビボ）といえます。

test substance　被験物質

試験系への影響を調べるために使用する物質のことです。Aという薬について行う非臨床試験の被験物質としては、Aそのものを使うほか、Aを合成するときにできる不純物や、Aを投与したときに体内で作られる代謝物、標識化合物なども、Aの特性を評価するために使われることがあります。このような物質はいずれも被験物質と呼ばれます。

control　対照

ある薬が試験系に及ぼす影響を検討するときには、薬以外の条件を全て同じにした実験を併行して行い、結果を比較する必要があります。この比較対象となるものを「対照」と呼びます。Aという薬を用いた実験でBという結果が得られ、対照ではBがみられない場合だけ、BはAの影響であると判断することができます。

control substance　対照物質

被験物質と比較する目的で試験に用いる物質のこと。対照には、被験物質を投与するときに用いる溶媒や賦形剤（乳糖やデンプンなど薬剤の製造に使う材料）などの生理活性のない物質（陰性対照 = negative control）や、はっきりとした影響が出る物質（陽性対照 = positive control）を使います。

control group　対照群

被験物質を投与する以外の条件を全て同じにしたグループのこと。薬物を含まない溶媒だけを投与する群を「溶媒対照群」（vehicle control group）、投与操作を行わずに同条件で飼育するだけの対照群を「無処置対照群」（untreated control group）と呼びます。溶媒対照と無処置対照の総称が「陰性対照」（negative control）です。はっきりとした影響が現れる物質（陽性対照）を投与する群を、「陽性対照群」（positive control group）と呼びます。ヒトを対象とする試験でも「対照群」という表現を使います。

vehicle　溶媒／担体

動物実験では、投与液（懸濁液や溶液）を作るときに使う被験物質以外の成分をvehicleと呼びます。5％アラビアゴム溶液（5% gum arabic solution）、植物油、生理食塩液（saline）などが用いられます。

raw data　生データ

試験で行う観察や測定の結果を記録したものを指します。手書きやコンピュータ入力による記録、機器のチャート、写真やグラフなど、最終報告書の作成に必要とされる資料全般を指します。生データは、試験が終了した後も長期にわたって保管する必要があります。

⇒ 実験動物・実験室

Good Laboratory Practice/GLP
医薬品の安全性に関する非臨床試験の実施基準

医薬品の製造(輸入)承認などに必要とされる非臨床試験を信頼性あるものにするため、遵守すべき基準を示したガイドラインのことで、日本では厚生労働省の省令として、アメリカではFDAの規制として発布されています。GLPと略します。

testing facility management　運営管理者

試験施設(testing facility)の運営と管理に責任を持つ人を指します。試験責任者を指名したり、信頼性保証部門を指定する責任を持ちす。

study director　試験責任者

非臨床試験の実施全般に責任を持つ人のことです。試験の計画から実施、報告書の作成や記録の整理などに責任を持ちます。

quality assurance unit　信頼性保証部門

試験施設(testing facility)で行われる非臨床試験が、GLP基準に従って行われていることを保証する業務にあたる人または組織のことです。信頼性保証部門は試験を査察(inspect)し、試験が適切に行われたことを確認します。

sponsor
試験委託者／試験（治験）依頼者／スポンサー

財源その他の資源を提供して、試験の実施を委託する組織や個人、または、厚生労働省や米国FDAなどの規制当局（regulatory authority）に試験の成績を提出する組織や個人を、sponsorと呼びます。平たくいえば、試験を依頼する製薬会社や輸入企業のことです。日本語では、非臨床試験のsponsorは「試験委託者」、臨床試験（治験）のsponsorは「試験（治験）依頼者」と呼びます。

standard operating procedures
標準操作手順書

SOPと略します。複数形はSOPs。特定の業務に必要な手順を詳しく記した書類のことです。研究所には研究室内の基本手順や、動物の取り扱い、機器の操作法など、各種のSOPが用意されています。また製薬会社内にはそれぞれの部署の業務についてSOPが作られています。

⇒ 動物実験の種類

single dose toxicity study　単回投与毒性試験

哺乳動物に被験物質を1回だけ投与して、投与後の毒性症状（toxic signs）と死亡（death）を観察することで、被験物質の毒性を検討する試験のことです。急性毒性試験（acute toxicity study）とも呼ばれます。この試験のデータを元に反復投与毒性試験の用量を設定します。多くの場合、観察期間（observation period）は14日間です。

repeated dose toxicity study
反復投与毒性試験

反復投与毒性試験では、被験物質を哺乳動物に繰り返し投与して、明らかな毒性が出る用量と、変化の特徴を調べます。また毒性の認められない量を求めます。試験期間には一般状態（general sign）、体重（body weight）、摂餌量（food/feed consumption/intake）を観察し、血液検査や尿検査を行います。

carcinogenicity study　がん原性試験

実験動物（ラット、マウスやハムスター）に生涯にわたって被験物質を毎日投与して、腫瘍の発生を調べる試験です。最も長い試験は、2年間にわたって行われます。

genotoxicity study　遺伝毒性試験

細胞または個体の遺伝物質に及ぼす毒性を調べる研究のことです。エームス試験（Ames test）として知られる「細菌を用いる復帰突然変異試験」、哺乳類由来の培養細胞の染色体に及ぼす影響を調べる「哺乳類培養細胞を用いる染色体異常試験」、動物に被験物質を投与して染色体の異常を調べる「小核試験」などがあります。

reproductive and developmental toxicity study　生殖発生毒性試験

被験物質の投与が次世代の動物に及ぼす影響を調べる動物実験のことです。多くの場合、受胎能および初期胚の発生 (fertility and early embryonic development)、出生前および出生後の発生と母体機能 (pre- and postnatal development, including maternal function)、そして胚・胎児発生 (embryo-fetal development) を検討する3種類の試験が行われます。

⇒ 動物実験の評価項目

body weight gain　体重増加

若齢の実験動物を飼育すると、動物が成長するにつれ体重が増えますが、被験物質の毒性作用で体重の伸びが落ちることがあります。動物実験では、対照群と投与群の体重の変化を記録して、被験物質の影響を調べます。body weight gain was decreased (体重増加抑制がみられた) という文章は、対照群に比べて体重の伸びが鈍かったことを示しています。

gross observation　肉眼検査

macroscopic observationまたはmacroscopic examinationともいいます。顕微鏡などを使わずに肉眼で観察することを指します。実験期間が終了した実験動物は、殺処分 (sacrifice) して剖検 (necropsy/autopsy) を行い、肉眼観察と組織学的検査を行います。

⇒ 動物実験の評価項目

organ weight　器官重量／臓器重量

動物実験では、殺処分した動物から臓器を摘出(isolate)して、重量を測定します。実測の臓器重量である絶対重量(absolute organ weight)と、臓器の実重量が体重に占める率である相対重量(relative organ weight)を求めて評価します。

histological examination　組織学的検査

microscopic examinationあるいはhistologyとも呼ばれます。組織を顕微鏡で観察することを指します。histological changes in the kidneys（腎臓の組織学的変化）、histological observations（組織学的所見）などと表現します。

whole animals　丸ごとの動物

動物全体を用いる試験系を指します。動物の細胞や組織、臓器の培養標本など、動物の一部を使った試験系(test system)との対比で用いる用語です。

dose range finding study　用量設定試験

dose-ranging studyともいいます。動物を対象とする一般毒性試験や、がん原性試験、生殖発生毒性試験や、ヒトを対象とする臨床試験（治験）などを行う前に、本試験で投与する用量を決める予備試験のことです。動物実験の場合は、被験物質の悪影響が出ない用量から、確実に悪影響が出る用量までをカバーする範囲を設定するために行います。

NOAEL　無毒性量

no-observed-adverse-effect level の略です。動物実験では、動物をいくつかのグループに分けて、投与量を低〜高用量の数段階にして被験物質を投与します。例えば、0、1、5、25mg/kg/日を投与する実験で、中用量群（5mg/kg/日群）と高用量群（25mg/kg/日群）に毒性がみられ、対照群（0mg/kg/日群）と低用量群（1mg/kg/日群）に毒性がみられなかった場合は、その動物に対するNOAELは1mg/kg/日と判断します。

また、実験動物に毒性が現れた用量の最小値はLOAEL（lowest-observed-adverse-effect level＝最小毒性量）と呼びます。上の例ではLOAELは5mg/kg/日と判断します。

⇒ 生殖試験

F_1 generation　F_1世代

被験物質を投与した動物の子にあたる世代のことです。親はF_0世代、孫はF_2世代と呼びます。F_1 rats（F_1ラット）とも表現します。in a two-generation reproduction study in rats, a decrease in the fertility index of the F_0 and F_1 generations occurred（ラットにおける2世代生殖試験では、F_0世代とF_1世代に受胎率の低下がみられた）などと表現します。

litter　同腹児

1匹の母動物（dam）において1回の妊娠で発生した全ての胎児・出生児のことをいいます。litter sizeとは同腹児数のことで、live litter sizeまたはlive pups per litter（生存同腹児数）とは、観察した段階で生存していた同腹児の数のことです。

⇒ 生殖試験

offspring　出生児

母動物から生まれた生存児のことで、離乳前の出生児はpupsと呼ぶこともあります。offspringはどの成長段階でも使える用語です。administration of an oral dose of 200 mg/kg/day or greater to pregnant rats during organogenesis produced malformations (skeletal, cardiac, and urogenital) and growth retardation in the offspring（200mg/kg/日以上を器官形成期の妊娠ラットに経口投与したところ、出生児に先天奇形（骨格、心臓および泌尿生殖器）と成長遅延が認められた）のように使います。

implantation　着床数

妊娠動物の子宮に着床した胚や胎児の数のことを「着床数」と呼びます。げっ歯類の子宮はU字型の馬蹄に似た形をしていて、サヤに入った豆のような状態で胎児が育ちます。

resorption　吸収／吸収胚

胚または胎盤を形成した後の胚が死んでしまい、胎盤に吸収された状態または吸収中の状態のことをいいます。早期吸収（early resorption）とは、着床後まもなく発育が止まり胚が吸収された状態、後期吸収（late resorption）は胎盤が形成された後に胚の発育が止まり吸収された状態のことです。

physical development　身体発達

離乳前の動物の発達を示す発達指標（preweaning landmarks of development）には、耳介展開（pinna unfolding）、毛生（coat growth）、切歯萌出（incisor eruption）などがあります。生殖試験では生後何日目にこれらの指標がみられたかを記録して、出生児の発育状態を評価します。

sensory function　感覚機能

生殖試験で出生児を評価する項目には、背中を下になるように寝かせると、すぐに腹が下になるように姿勢を変える「正向反射」（surface righting）、刺激音を聞かせたときに反応する「聴覚性驚愕反射」（auditory startle）、足を上にした状態で上から落とすと、足が下になるように着地する「空中落下反射」（air righting）、光に対する反応をみる「光反射」（response to light）などがあります。

external inspection　外表検査

external examinationとも呼びます。生殖試験での胎児や出生児の評価項目のひとつです。体表面と口腔内に現れた異常の有無を調べます。

visceral examination　内臓検査

生殖試験での胎児や出生児の評価項目のひとつです。剖検（解剖して検査すること）を行い、内臓の異常の有無を調べます。

⇒ 生殖試験

skeletal examination　骨格検査

生殖試験の胎児の評価項目のひとつで、骨格標本を作成して、骨化(ossification)の異常の有無を調べます。骨の数の異常や癒合(fusion)などの骨格異常(skeletal anomaly)の有無を調べます。

vaginal smear　膣垢塗沫標本／膣スミア

膣壁を綿棒などでこすり、綿棒の先をスライドガラスに塗りつけて作成したスライドを顕微鏡で観察します。膣垢に精子が認められた場合、交尾(mating)が成立したと判断します。膣栓(vaginal plug)と呼ばれる、雄の分泌物で生じた栓ができていれば交尾が成立したと判断することもあります。膣垢に精子が認められたか、膣栓を認めた日を妊娠0日(day 0 of pregnancy/gestation)とします。

⇒ 遺伝毒性試験

mutagenicity　変異原性

もともとの意味は細胞または個体レベルで突然変異(mutation)を誘発する性質のことですが、現在では、細胞の遺伝物質(DNA)を傷つける性質を持つという、遺伝毒性(genotoxicity)を含む意味で用いられています。

reverse mutation test in bacteria
細菌を用いる復帰突然変異試験

復帰突然変異とは、突然変異によって野性株（wild strain）とは違う特徴を持っていた変異株（mutant/variant）が、再び突然変異を起こして野性株と同じ性質を持つ株に変わることです。いわゆる「先祖返り」と呼ばれる現象です。

この試験では、ネズミチフス菌（*Salmonella typhimurium*）と大腸菌（*Escherichia coli*）の変異株を使います。この変異株にはネズミチフス菌の場合はヒスチジン、大腸菌の場合はトリプトファンがなければ育たないという性質があります。

この変異株が突然変異を起こすと、野性株と同じように、ヒスチジンやトリプトファンがなくても育つ菌株に変わります。このことを利用して、変異株に被験物質を加えて培養し、被験物質に突然変異を引き起こす性質があるかないかを調べます。この試験は、考案者の名前からAmes test（エームス試験）とも呼ばれます。

forward mutation　前進突然変異

復帰突然変異（reverse/back mutation）の対比で使われる用語で、野性株が突然変異を起こして変異株に変わることを、「前進突然変異」と呼びます。

metabolic activation　代謝活性化

被験物質に、動物の肝臓から取り出した代謝酵素の入った試薬（S9 mixなど）を加えて、生体で作られる代謝物を試験管の中で作り出す手法のことです。生体に入った薬物は、薬物代謝酵素によってその形が変わり、何種類もの代謝物が作られます。試験管内の薬物に代謝酵素を作用させれば、生体内で作られる代謝物と同じものを作り出すことができます。

⇒ **遺伝毒性試験**

S9 mix　S9ミックス

代謝活性化に使う代表的な試薬です。適切な哺乳類（多くはラット）に薬物代謝酵素を多く作らせる物質を投与して飼育した後、肝臓を摘出してすりつぶし、ホモジネート（細胞を破壊して得た懸濁液のこと）を作ります。これを9000×g（遠心力は重力加速度（g）で表し、地上でかかる重力1×gの何倍の力がかかるかで示します）で遠心分離して得た上清（S9）に補酵素などを加えたものがS9 mixです。

chromosomal aberration test with mammalian cells in culture
哺乳類培養細胞を用いる染色体異常試験

哺乳類の培養細胞に被験物質を加えて培養して、細胞の染色体に現れる異常を調べる*in vitro*試験です。細胞の分裂期に現れる染色体は色素で染まるため、染色体の本数が増える、染色体が欠けるといった異常のあるなしは、顕微鏡で観察することができます。試験には、ヒトのリンパ球や、動物の細胞（初代細胞または株化細胞）が使われます。

primary cell culture　初代細胞／初代培養細胞

臓器や組織から取り出した細胞で、継代（植え継ぎ）をしていない細胞のことです。切り出した組織をホモジネートし、酵素などを反応させて細胞をばらばらにした後、低速で遠心分離して目的とする細胞だけを集めます。こうして得られた細胞は、生体内の機能をそのまま持っています。

cell line　細胞株／株化細胞

動物の組織や腫瘍から取り出して繰り返し培養するうちに、無限に増える性質を持つようになった細胞のことです。

細胞株を作るには「継代」(subcultivation)という操作をします。生体から取り出した細胞は、適切な培地に入れて培養すると分裂を始め、容器の表面に膜状に広がると分裂が止まります。分裂が止まった時点で、細胞同士の結びつきを切ってばらばらにして、新しい容器に移すと、細胞は再び分裂し始め、容器の表面にいっぱいになるまで広がります。

継代を繰り返すと細胞はやがて増殖しなくなり死んでしまいますが、まれに無限に増殖する細胞が突然現れることがあります。この細胞を取り出して増やしたものを、株化細胞と呼びます。

establish (a cell line)　(細胞株)を樹立する

無限の増殖能を持つ株化細胞を作り出すことを「細胞株を樹立する」と表現します。〈(細胞株) was established from (原料となる組織や患者など)〉の形で使い、the cell line was established from an AIDS patient with Burkitt's lymphoma (本細胞株は、バーキットリンパ腫がみられたエイズ患者より樹立した)などと表現します。

HeLa cell　ヒーラー細胞／ヒーラー細胞株

HeLaは、ヒーラーと読みます。1952年に世界ではじめて樹立されたヒト細胞由来の株化細胞のことで、Henrietta Lacks (略してHeLa)という女性の子宮頸癌組織から得られたため、この名前があります。現在、癌細胞または上皮細胞のモデルとして世界中の研究室で使われています。

⇒ 遺伝毒性試験

micronucleus test with rodents
げっ歯類を用いる小核試験

被験物質による染色体の損傷を *in vivo* で検出する試験のひとつです。実験動物に被験物質を投与し、一定時間後に標本をとり、骨髄または末梢血の塗沫標本（骨髄液や血液をスライドガラスに薄く塗り伸ばしたもの）を作ります。標本中の多染性赤血球（polychromatic erythrocytes）を調べて、小核（染色体の構造の異常を示します）の有無を検討します。

第7章

臨床試験に関する用語

臨床試験は方法が確立されていてガイドラインが出され、発表論文も多いため、
和訳、英訳ともに取り組みやすい分野です。
必携資料を参照して、効率よく正確に訳す力をつけましょう。

臨床試験.................... 120ページ

市販後調査................. 142ページ

※各項目の用語は、頻出順に並べています。
アルファベット順、五十音順ではありません。
順に読んでいくことで、理解が深まります。

「臨床試験に関する用語」を学ぼう

> **学習のPOINT**
>
> 臨床試験（治験）は、健康な人や患者さんを対象として行う試験です。臨床試験とは何かを説明する文章はインターネット上にも数多くあり、「将来、自分が被験者として参加することもあるかも」と思いながら読めるため、具体的なイメージがわきやすい分野です。また、医薬品の臨床試験の実施に関する基準（Good Clinical Practice, GCP）やICHガイドラインなどの必須資料はインターネット上で公開されているため、学びやすい分野であるとも言えます。まずは必須資料を日本語と英語で読み、有害事象（adverse event）と副作用（adverse drug reaction）の定義の違いなど、基本用語をしっかり把握していきましょう。

■臨床試験に関する表現はどんな文書の翻訳に出てくるのか

臨床試験の計画書や報告書、添付文書、製品説明や拡宣用のパンフレット、学会発表用のスライド、プレスリリースなど、臨床試験の情報はさまざまな文書に盛り込まれます。翻訳需要がきわめて大きい分野です。

●翻訳者にとって重要度は？

需要の大きい重要な分野です。臨床試験に関連する文書は、規制当局に提出する文書もあれば営業用のパンフレットもあり、要求される文体も幅広く、正確な翻訳力はもちろんのこと用途に適した文体を提供する文章力も必要です。この分野を得意とする人は多いので、この分野で継続して仕事を得るには、「次からもこの人にお願いしたい」と思わせるだけの精度、読みやすさと調査力が不可欠です。

●学習のコツ

臨床試験の流れを知り、用語の定義を知ることが大切です。ICHガイドラインなどの基本的な資料をよく読んで、重症度（severity）と重篤度（seriousness）は別の概念であること、primary endpoint（主要評価項目）はprimary variableと同じ意味であることなどの理解を深めていく必要があります。ICHガイドライン（http://www.pmda.go.jp/ich/efficacy.htm）のE6（GCP）、E2A（治験中に得られる安全性情報の取り扱いについて）とE9（臨床試験のための統計的原則）は特に重要です。日本語版と英語版を読み比べて、用語集を作っておくとよいでしょう。

こう使われる！頻出フレーズ

＊**We conducted a double-blind, randomized, placebo-controlled multicenter study to determine the efficacy of Drug A in patients with refractory rheumatoid arthritis.**

我々は、難治性関節リウマチ患者におけるA薬の有効性を検討するため、プラセボを対照とする多施設共同無作為化二重盲検臨床試験を行った。

＊**The protocol was approved by the institutional review board at each center. All patients gave written informed consent.**

試験計画書は、各施設の治験審査委員会より承認を受けた。全ての患者より、文書によるインフォームド・コンセントを得た。

＊**No concomitant oral administration of other NSAIDs was permitted. When concomitant drugs were being taken for other reasons, full details (drug name, dose, and duration of intake) were recorded on case report forms.**

本剤以外のNSAIDの服用は不可とした。他の理由で薬を併用した場合は、詳細（薬剤名、用量、服用期間）を調査票に記載した。

＊**Stomach pain was reported as an adverse reaction related to Drug A in one of 50 patients, which disappeared after discontinuation of the drug.**

A薬に関連する副作用については、50名中1名で胃痛の報告があったが、胃痛は同薬の中止後に消失した。

＊**Adverse reactions of the hematologic system, including medically significant cytopenia (e.g., thrombocytopenia, leukopenia) have been infrequently reported with Drug A.**

医学的に重要な血球減少（例：血小板減少症、白血球減少症）等の血液系副作用の報告頻度は低かった。

＊**In controlled trials, the concurrent administration of TNF-blockers and Drug B was associated with a greater proportion of serious infections than the use of a TNF-blocker alone.**

各種の比較臨床試験において、TNF阻害剤とB薬の併用例はTNF阻害剤の単独使用例に比べ、重篤な感染症の頻度が高かった。

⇒ **臨床試験**

ICH　日米EU医薬品規制整合化国際会議

ICHは、International Conference for Harmonization of Technical Requirements for Registration of Pharmaceuticals for Human Useの略です。新薬の承認申請には、被験薬の品質、安全性や有効性に関するさまざまなデータを提出して、規制当局（regulatory authority）の承認を得る必要があります。今までは、必要とされるデータの種類や、試験の基準が国によって異なることが多く、同じ薬の承認を各国でとるためには、似たような試験を何度も繰り返す必要がありました。

このような無駄を避けるため、日本、アメリカ、EUでの申請資料を統一して、よい薬を早く消費者に届けようとする動きが出てきました。そのひとつがICHと呼ばれる会議です。ICHでの合意内容は、ICHガイドラインとして発表されています。臨床試験についても、各種のガイドラインが出されています。

clinical trial/study　臨床試験／治験

医薬品の候補をヒトに投与して被験薬の薬理作用、薬物動態、安全性や有効性を評価する試験のことです。臨床試験のデータは、新薬承認申請（new drug application, NDA）に不可欠の要素です。臨床試験は、対象とする被験者や研究の内容や規模によって、第Ⅰ相（Phase I）から第Ⅳ相（Phase IV）に大別されます。

「臨床試験」と「治験」の意味の違いですが、ヒトを対象とした試験を「臨床試験」といい、臨床試験のなかでも特に新薬承認申請を目的とした試験は「治験」と呼ばれます。製薬会社の資料やプレスリリースでは、新薬承認申請を目的とした試験を「第3相臨床試験」「第Ⅲ相二重盲検比較臨床試験」などと表現しており、「治験」という表現は使わない傾向があります。

英語では「治験」（承認申請のための臨床試験）と「臨床試験」を明確に使い分ける表現はなく、clinical studyとclinical trialは同義で使われています。

Good Clinical Practice/GCP
医薬品の臨床試験の実施に関する基準

GCPと略します。臨床試験の計画、実施、モニタリング、監査、記録、解析や報告に関する基準のことです。被験者の安全性や人権を保護しながら、信頼性の高いデータを得るために、臨床試験に携わる企業、医師、医療施設の守るべき内容が細かく示されています。

investigational product 治験薬

GCPでは、治験薬は臨床試験（治験）において被験薬または対照薬として用いられる製剤を総称する用語と定義されています。被験薬は、臨床試験の検討対象とする薬剤のこと。対照薬は、有効成分を含まない製剤（プラセボ）か、有効成分を含む製剤（実薬対象）です。ICHガイドラインE6（GCP）の英語版では、investigational productをa pharmaceutical form of an active ingredient or placebo being tested or used as a reference in a clinical trialと定義しています。

ただし、ICHガイドラインE3（治験の総括報告書の構成と内容に関するガイドラインについて）の英語版では、試験の検討対象とする被験薬をthe test drug/investigational productと表現してプラセボや実薬対照（placebo, active control/comparator product）との対比で用いています。日本語でも「治験薬とプラセボを比較する試験」のように、治験薬＝被験薬として使われることはかなりあります。

⇒ 臨床試験

pivotal clinical study/trial　ピボタル試験

米国などでnew drug application（NDA＝新薬承認申請）やinvestigational new drug application（IND＝新薬臨床試験開始届）を審査する際、規制当局が有効性と安全性の点での審査に用いる試験をpivotal clinical study/trialと呼びます。pivotal studyの条件として、主に第III相試験であること、必須条件としては標本数が適切で、対照をおいた無作為化試験であること、可能な限り二重盲検試験であることとされています。confirmatory trial（日本語では検証的試験／検証的治験）、core registration studyとも呼ばれます。日本ではこのような臨床試験を他の試験から区別する表現はなく、日本語にする際に悩む用語ですが、医薬品医療機器総合機構は「ピボタル試験」や「ピボタル（重要な）試験」などの表現を使っています。

Phase I clinical study　第I相（臨床）試験

Phase I trialとも呼ばれます。健常被験者（healthy volunteer＝疾患のない健康な人のこと）に被験薬を投与して、薬物動態（pharmacokinetics＝被験物質の吸収、分布、代謝、排泄）、安全性（safety）と忍容性（tolerability）を評価します。試験では、被験者のバイタルサイン（心拍数、呼吸、血圧、体温のこと）や血液、尿中薬物濃度のモニタリングを経時的に行います。得られた結果に基づき、治療を目的とした試験の用法・用量を設定します。抗癌剤の第I相試験では、健常人ではなく癌患者を対象とします。

Phase II clinical study　第II相（臨床）試験

Phase II trialとも呼びます。少数の患者を対象として被験薬治療効果を評価する試験で、多くは二重盲検法にて行われます。各用量での臨床効果を評価して、第III相試験での用法・用量を決定することが主な目的です。

Phase III clinical study　第III相(臨床)試験

Phase III trialとも呼びます。多数の患者に被験薬を投与して、第II相試験で認められた有効性や安全性をさらに確認する試験です。第II相試験よりも対象の枠を広げ、さまざまな年代や病態の患者に被験薬を投与します。製薬企業は、第III相試験までに蓄積されたデータを規制当局に提出して、製造(輸入)承認申請を行います。

Phase IV clinical study　第IV相(臨床)試験

Phase IV trialとも呼びます。市販後調査(post-marketing surveillance)ともいい、主に市場に出た後の副作用の発生状況を調べる調査です。承認前の臨床試験の対象となる患者の数は限られるため、何千人に1人というまれな副作用は承認前には確認できず、医薬品として発売され、数千、数万の患者が使用する段階で初めて現れる場合もあります。市販後のデータは、医薬品の安全性を確実に把握する上で欠かせません。

double-blind study　二重盲検試験

double-masked studyともいわれます。比較試験の一種で、医師も、被験者も割り付けられた治療の内容を知らされない状態で行います。被験者に割り付けられた薬の内容を記録した割付表は、試験が終わるまで第三者が管理します。被験者を評価する医師の先入観や、被験者のプラセボ効果の影響を避けられる試験法です。

single-blind study　単盲検試験／単純盲検試験

比較試験の一種で、医師には治療の内容が知らされていますが、被験者は内容を知らされない状態で行う試験です。single-masked studyともいわれます。

第7章　臨床試験に関する用語

⇒ 臨床試験

triple-blind study　三重盲検試験

医師、被験者と評価担当者の三者とも割り付けられた治療の内容を知らされていない状態で行う試験です。triple-masked studyとも呼ばれます。治療の割り付けを知っている人が評価をした場合には、評価担当者の主観が入って正確な評価ができないおそれがあります。この問題を避けるためにとる方法が三重盲検試験です。

open-label (clinical) study　一般臨床試験／オープン試験

医師も被験者も被験薬の内容を知っている状態で行う臨床試験のことで、non-blind studyまたはnon-masked studyとも呼ばれます。open-label controlled trial (非盲検比較試験)は、医師と参加者は治療の内容を知らされた上で、複数種類 (多くは2種類)の治療法の比較を行う試験です。open (clinical) study/trialを「参加者募集中の臨床試験」という意味で使うこともあるので、文脈から判断しましょう。

comparative study　比較試験

被験薬と対照薬との比較を行う試験です。対照薬は、薬理作用を持たないプラセボ (placebo)か、その分野での評価が確立した医薬品 (active control)を用います。プラセボを用いた二重盲検試験は、a placebo-controlled double-blind comparative study (プラセボ対照二重盲検比較試験)と表現します。手術法を比較する場合は、新技術と標準的な治療法との比較か、新技術による治療と擬似手術(sham operation＝切開した後は何もせずに閉じる手術)との比較を行います。

uncontrolled study　非対照試験

open (clinical) studyと呼ばれることもあります。比較対照をおかずに行う試験です。日本では「一般臨床試験」と呼びます。

parallel study　並行試験

比較試験の形式のひとつです。AとBを比較する試験の場合、被験者をAまたはBの治療法に割り付けた後は、試験が終わるまで同じ治療法による治療を受けます。

crossover study　クロスオーバー試験

比較試験の形式のひとつです。AとBを比較する試験の場合は、前半にAの治療を受けた被験者は、後半にBの治療を受け、前半にBの治療を受けた被験者は後半にAの治療を受けます。

multicenter study　多施設共同試験

複数の医療施設が参加する臨床試験（治験）のことです。共通の試験計画書を用いて各地で行うため、多数の症例について検討することができます。各国の医療施設で一斉に行う臨床試験は、multinational multicenter clinical studyと呼びます。

bridging study　ブリッジング試験

薬物の代謝には人種差があるため、ある民族について行った臨床試験の結果が、他の民族にあてはまらないことがあります。外国のデータを自国の住民（民族）にあてはめてよいかどうかを調べる試験を「ブリッジング試験」と呼びます。試験の結果、国内で同じ試験を繰り返さなくても外国のデータが活用できることが立証されれば、医薬品の承認申請にかかる時間が大幅に短縮されます。

⇒ 臨床試験

cohort study　コホート研究

対象とする集団を追跡することで、特定の要因(飲酒、喫煙、食生活、職業など)と疾患の罹患率や死亡率の関係を評価する研究のことです。何万、何十万単位の地域住民や医療従事者を長期間追跡するコホート研究は各国で行われており、喫煙、飲酒や食生活などと病気との関連を示すさまざまなデータが得られています。

prospective study
プロスペクティブな試験／前向き試験

被験者を特定した後、その被験者に現れることを調べていく試験を「プロスペクティブな試験」と呼びます。臨床試験は、被験者を特定してから治療を開始し、有効性や安全性の判断材料となるデータを取りますから、プロスペクティブな試験といえます。「前向き試験」と呼ばれることもあります。

retrospective study
レトロスペクティブな試験／後向き試験

被験者を特定した後、その被験者の過去に現れたことを調査する試験のことです。被験者への聞き取りやカルテの調査などで過去に生じたことを調べるのですが、当時は検査が行われていなかった、記憶違いがあったなど、データが不正確な点は否めません。「後向き試験」と呼ばれることもあります。

case-control study　症例‒対照試験

患者の集団と、患者と性別、年齢や社会的背景などを一致させた対照の集団を作り、患者群と対照群の過去に生じたことを比較することで危険因子を探る研究のことです。ある地域である病気が多発した場合、患者集団と対照集団に聞き取り調査をします。例えば患者集団の多くが特定の食品を食べていて、対照集団は食べていない場合、その食品が原因ではないかと考えられます。「ケース‒コントロール試験」とも呼ばれます。

community-based study
地域を対象とする研究／地域研究

地域での病気の発生状況を調べる研究のことです。population-based study（住民を対象とした研究）とも呼びます。地域住民の全てや、地域住民から無作為に選んだ被験者にアンケートを行う方法や、調査地域内の病院を訪れた患者を地域住民全体のデータと比較する方法などがとられます。これに対して、病院に来る患者だけを対象とする試験は、hospital-based study（患者を対象とした研究）と呼ばれます。

investigator　試験（治験）責任医師

試験実施施設での臨床試験（治験）の責任者のことです。複数の医師のチームが試験を行う場合、リーダーを「首席試験（治験）責任医師」（principal investigator）と呼ぶことがあります。試験（治験）責任医師の指導のもとで臨床試験に関連する業務にあたる医師は「試験（治験）分担医師」（subinvestigator）と呼びます。

subject　対象

臨床試験に参加して、被験薬またはプラセボの投与を受けたり、試験対象となる治療法を受ける人を「対象」と呼びます。the subjects were patients with lumbar disc herniation（対象は、椎間板ヘルニアの患者であった）などと表現します。a study of patients with diabetes mellitusなどはofを「対象として」と解釈し、「糖尿病患者を対象とした試験」と訳すと日本語らしくなります。

participant　参加者

臨床試験に参加して、被験薬またはプラセボの投与を受けたり、試験対象となる治療法を受ける人という意味ではsubjectまたはhuman subjectと同じですが、語感が悪いとしてparticipant(s)を使う動きもあります。

⇒ **臨床試験**

healthy volunteer　健常被験者

主に第I相臨床試験や薬物動態を調べる試験に被験者として参加する、病気や異常のない人のことです。日本語でも会話では「ボランティア」と表現することもあります。

monitor　モニター

臨床試験の進行状況を確認して、試験が実施計画書、SOPやGCPに従って行われ、記録や報告がなされているかどうかを調べる担当者のことです。試験を依頼する企業またはCRO（医薬品開発業務受託機関）の社員が担当します。この調査をモニタリング（monitoring）と呼びます。

study institution　試験（治験）実施施設

臨床試験（治験）を実施する医療施設のことで、trial institutionあるいはresearch institutionともいいます。多施設共同臨床試験（multicenter clinical study/trial）に参加する施設は、participating institutionsと表現します。

institutional review board/IRB
臨床試験審査委員会／治験審査委員会／施設内審査委員会

各医療施設で設置される、医療・科学の専門家と、専門家以外の人々で構成される委員会のことです。臨床試験（治験）が正しく行われ、被験者の人権が守られるよう、試験計画書、同意取得用の説明文書、試験（治験）責任医師の適格性などを審査して、承認します。IRBの承認がなければ臨床試験は行えません。米国ではIRB、ヨーロッパではEthics Committeeと地域によって名称が違いますが、機能は同じです。

contract research organization
医薬品開発業務受託機関

CROと略します。製薬企業などから委託されて、医薬品開発業務を行う組織のことです。CROは医薬品の臨床開発、承認申請、再審査、再評価、副作用情報の収集・評価などさまざまな業務を受託しています。

site management organization
臨床試験（治験）施設支援機関

SMOと略します。医療機関における臨床試験（治験）に関連する業務を支援する企業のことです。臨床試験（治験）実施施設の医師や看護師は日常診療で忙しく、被験者からインフォームド・コンセントをとるために治療や試験の内容を説明したり、臨床試験に必要な書類を整備したりする時間を確保するのが大変でした。SMOはこのような業務のサポートを行うことで、臨床試験の円滑な実施を推進します。

investigator's brochure
治験薬概要書／試験薬概要書

被験薬の特性や、今までに行われた非臨床試験と臨床試験のデータをまとめた資料のことで、試験（治験）責任医師が参照します。会話では、単に「概要書」や「概要」と呼ばれます。

⇒ 臨床試験

informed consent　インフォームド・コンセント

「説明に基づく同意」とも表現します。医師は被験者候補の人に、被験薬や治療法の内容、他の治療法の有無、被験薬による治療を受けたときに期待される効果と予測される副作用、同意はいつでも撤回できること、参加を断っても普段どおりの治療を受けられること、患者のプライバシーが守られることなどを十分に説明します。このとき医師は、一般の人にもわかりやすい表現で書かれた詳しい説明文書を使い、候補者が理解するまで十分に説明します。被験者となる人は、十分な説明を受けた後、自らの意志で参加することを示す文書に署名します。臨床試験の実施前に必ず行う手順です。all patients provided written informed consent（被験者全員が文書によるインフォームド・コンセントを提出した）やwritten informed consent was obtained from each participant（各被験者より文書によるインフォームド・コンセントを得た）は、臨床試験の報告書でよく使われる表現です。

protocol　試験計画書

臨床試験（治験）の目的、実施方法、被験者の選択基準、統計解析法など、試験の実施に必要な情報が書かれた計画書のことです。日本語の会話ではそのままプロトコルとも呼びます。試験の開始後に試験計画を変更する場合には、正式な手順を経なければなりません。

case report form　調査票

CRFと略します。臨床試験に参加した各被験者のデータを記録する用紙のことです。被験者のイニシャル、カルテ番号、年齢、性別など基礎的なデータ、治験薬の投与状況、有害事象の発現状況と因果関係の評価、検査値記録、医師のコメントを書き込む欄などがあります。試験を担当する医師は調査票にデータを記入し、試験（治験）依頼者はこのデータに基づいて評価を行います。

emergency key　エマージェンシーキー

二重盲検試験を行うときは、被験者に重篤な有害事象が現れたときなどの治療内容を知らなければならない事態に備えて、各被験者の治療内容を記した封筒を用意します。これを「エマージェンシーキー」と呼びます。ある被験者に問題が発生した場合は、その被験者のエマージェンシーキーを開封して、臨床試験での治療内容を確認した上で適切な対応を行います。

withdrawal/dropout　中止例／脱落例

有害事象が出たなどの理由で医師が治験薬の投与を中止する被験者を、「中止例」（withdrawal(s)）と呼びます。何らかの理由で臨床試験（治験）に参加しなくなり、計画書で決められた来院予定日に来院しない被験者を「脱落例」（dropout(s)）と呼びます。

drug　薬物／薬剤／薬

「薬物」とは、薬理作用を発揮する物質を意味する言葉で、有効成分だけに注目した表現で使います。「薬剤」とは、有効成分に賦形剤などを加えて、私たちが普段目にする錠剤やカプセル剤、注射剤の形をとったものを意味します。「薬」は状況に応じて薬物または薬剤のどちらかを意味する一般的な用語です。例えば、drug metabolismは、体に吸収された化学物質が代謝されることを意味するので「薬物代謝」といいます。また、drug expenditureは、製品の形をとったものに支払われる費用のことなので「薬剤費」といいます。

⇒ 臨床試験

placebo　プラセボ／偽薬

被験薬と外観は同じで、有効成分を含まない製剤のことです。人は薬と名のつくものをとると、たとえ有効成分が入っていないものであっても体調がよくなったり、副作用が出たと感じるプラセボ効果(placebo effect)が出ることがあります。被験薬を効果ありと判断するには、プラセボの効果と比較して、明らかに差があることを立証しなければなりません。

active drug　実薬

プラセボに対応する言葉で、有効成分を含む製剤のことを意味します。プラセボではなく既に効果の確立した医薬品を対照とする場合は、対照薬を「実薬対照」(active control)と呼びます。

double dummy method　ダブルダミー法

外観の異なる製剤を比較する必要があるときにとる方法。例えば錠剤とカプセル剤を比較する二重盲検試験では、錠剤のプラセボとカプセル剤のプラセボをそれぞれ作り、一方の群には実薬の錠剤とプラセボのカプセル、他方にはプラセボの錠剤と実薬のカプセルを投与します。どちらの群も錠剤とカプセル剤を同じ数ずつとることになるため、盲検性を保つことができます。

blinding　盲検化

臨床試験で行われる治療の内容を伏せることで、maskingとも呼びます。治療の内容を伏せた状態を保つことは、「盲検性を維持する」(maintain study blindingやmaintain the blindingなど)と表現します。治療の割り付けを記録したキーコード(key code)を開封して治療の内容を明らかにすることは、「盲検解除」(break the blindやbreak the codeなど)といいます。

randomly allocate/assign　無作為に割り付ける

被験者を無作為化して複数のグループに割り当てることを、「被験者を無作為に割り付ける」と表現します。割り付け先は、patients were randomly allocated/assigned to two treatment groups: A vs placeboのように投与群で表したり、patients were randomly allocated/assigned to receive a loop diuretic either internally or intravenously（ループ利尿剤の経口投与群と静注群に無作為に割り付けた）と治療内容で示したりします。

group　群

被験者を複数のグループに分ける試験では、プラセボ群（placebo group）、実薬群（active treatment group）などと＜受けた治療内容＋group＞を使い、the ABC group consisted of 100 patients and the control group consisted of 105 patients（ABC群は100名、対照群は105名の患者からなる）などと表現します。groupのかわりにarmを使い、saline infusions were used in the placebo arm（プラセボ群には生理食塩液を輸注した）などという場合もあります。

sample size　被験者数

臨床試験に参加する被験者の人数のことです。A薬とプラセボを比較する試験の場合、A薬で現れる効果を予測して、予測どおり効果が現れた場合、A薬群とプラセボ群の間にみられた差が統計学的に有意（statistically significant）であるために必要な人数を割り出します。被験者数は、多い（large）／少ない（small）で表現します。

primary endpoint　主要評価項目

臨床試験で主に評価する項目のことで、日本語ではそのまま「プライマリーエンドポイント」ということもあります。これに次ぐ評価項目を、secondary endpoint（副次的評価項目またはセカンダリーエンドポイント）と呼びます。

⇒ 臨床試験

▸ eligibility criteria　選択基準

年齢、性別、基礎疾患の有無、併用薬の使用状況など、臨床試験（治験）の参加者が満たさなければならない条件のことです。全ての項目に該当する人だけ、臨床試験に参加することができます。試験の計画書や報告書に必ず明記される項目です。

▸ exclusion criteria　除外基準

年齢、病状、臓器障害の有無など、該当する人は臨床試験の対象外としなければならない条件のことです。1項目でも該当する人は、臨床試験に参加することができません。これも、試験の計画書や報告書に必ず明記される項目です。

▸ concomitant medication　併用薬

臨床試験（治験）の実施中は、被験薬の評価に影響する薬剤を併用しないよう求められます。併用禁止薬剤以外の薬は、用法・用量を変えないで使うなら併用を許可する場合もあります。patients were allowed to take any other medication, provided that the regimen remained unchanged throughout the study period（上記以外の薬剤については、試験期間中に用法・用量を変更しない場合のみ併用可とした）は、試験報告書の併用可能薬剤の項目で使われる代表的な文章です。

▸ monotherapy　単剤療法／単独療法

1種類の薬剤だけを投与する治療法のことです。＜administer/give（Drug A）as monotherapy＞は、A薬だけを投与することを意味します。X monotherapy decreased viral load（X単剤療法でウイルス量が低下した）、patients receiving monotherapy with X（X単剤療法を受けた患者）などと使います。

multiple drug treatment　併用療法

複数の薬剤を用いる治療法のこと。multiple treatment や multiple drug regimen とも呼びます。double (drug) regimen (2剤併用療法)、triple (drug) regimen (3剤併用療法)などと剤数を示す表現もあります。AとBという薬を併用する場合には、動詞の combine や副詞の concomitantly を使って、combine A with B や administer/use A concomitantly with B などと表現します。

characteristics of patients/baseline characteristics　患者背景

臨床試験(治験)の被験者を年齢(65歳未満○例、65歳以上○例)、性別(男性○例、女性○例)などを指標として分け、被験者の分布を数値で表示した表を demography または demographic characteristics と呼びます。このデータと、基礎期(試験開始前 = baseline)の病悩期間や重症度などのデータをあわせて表示したものを、日本語では「患者背景」と総称します。

underlying disease　基礎疾患

糖尿病、心疾患などの慢性病のことです。underlying medical problems なども同じ意味で、elderly patients and persons with underlying health problems are at an increased risk of complications of influenza (高齢者や基礎疾患のある人は、インフルエンザの合併症が現れる危険性が高い)などと使います。people with underlying cardiopulmonary disease は「基礎に心肺疾患のある人」などと訳すとよいでしょう。

baseline　ベースライン／基礎期

治験薬の投与を開始する前の時期のことで、日本語ではそのまま「ベースライン」と表現することもあります。at baseline は「投与前」という意味に使われ、blood samples were obtained at baseline, 6 and 24 hours following administration (血液試料は投与前、投与後6および24時間に採取した)などと表現します。投与開始前の検査値は、基礎値や投与前値(baseline value)と呼びます。

⇒ 臨床試験

washout　ウォッシュアウト／休薬

薬の投与を中止しても、効果はすぐには消えません。体内には薬物がまだ循環しているからです。前の薬の効果が残っている状態で次の薬を投与しても正しい評価は行えないため、臨床試験では試験開始前や治療法を切り替える前に薬を使わない期間を設けて、前に用いた薬の効果が消えるまで待ちます。これを「ウォッシュアウトする」といい、この期間を「ウォッシュアウト期間」または「休薬期間」と呼びます。

run-in period　治験導入期／導入期

臨床試験の開始時に設ける、治療を行わない期間のこと。この間に、被験者が選択基準を満たしていることや、被験者の体調または病状が安定していることを確認し、基礎期のデータを取ります。

vital sign　バイタルサイン

血圧、脈拍、呼吸数、体温を総称する用語です。生命徴候といわれることもありますが、バイタルサインの方が多く使われています。臨床試験でも、検査項目のひとつとして必ず測定しています。

position　体位

手術や検査を受けるときの姿勢を意味する言葉です。例えば血圧は姿勢によって変わってくるので、座位血圧（sitting blood pressure）、仰臥位血圧（supine/lying blood pressure＝仰向けに横たわって測る血圧）と区別します。また高血圧症治療薬（降圧剤）の場合、副作用として立ちくらみが出る場合があるので、臨床試験では座位（sitting position）で血圧を測った後、立位（standing position）で測定して血圧の変化をみます。

patient compliance　コンプライアンス

患者が医師の指示どおり医薬品または治験薬を使っているかどうかを示す用語で、「服薬遵守」とも呼びます。患者が医師の指示どおりに薬を使っていることを「コンプライアンスがよい」(good compliance)といい、使っていないことを「コンプライアンスが悪い」(poor compliance)といいます。医師の指示に従わないことを「ノン・コンプライアンス」(non-compliance)といいます。

adherence　アドヒアランス

compliance（コンプライアンス）は、医師の指導内容を守る／守らないという観点で使われる用語で、これは患者は指示に従えばよいという意味合いが含まれるのではないかという反論もあります。このためcomplianceではなくadherence（アドヒアランス）という言葉が使われることも増えてきました。これは、医師と患者が話し合って決めた治療方針を患者が積極的に実践するという意味合いを持ちます。

adverse event　有害事象

医薬品または治験薬を投与された患者または被験者に現れた好ましくない、または意図しない症状・徴候、検査値異常や疾患のことを指します。投与した薬との因果関係は問いません。例えば、薬を服用した後に腰痛が出た場合、薬の作用と関係があってもなくても、腰痛を有害事象として記録します。

adverse drug reaction　副作用

医薬品または治験薬がもたらす、有害で意図しない反応のことをいいます。adverse effectあるいはside effectともいいます。有害事象の定義と似ていますが、投与した薬との因果関係がある場合だけを副作用と呼ぶ点が違います。臨床試験や市販後調査では、医師が有害事象と薬との因果関係を評価して「関連なし」と判断できないものを、副作用とします。

⇒ **臨床試験**

causal relationship　因果関係

臨床試験（治験）では、医師が有害事象と治験薬との因果関係を4〜5段階で評価します。例えば、definite（明らかに関連あり）、probable（たぶん関連あり）、possible（関連があるかもしれない／関連が否定できない）、not related（関連なし）、impossible to judge（判定不能）などの表現を用います。

outcome　転帰

疾患や有害事象が発生した後、ある時点までに至った結果のことです。臨床試験の調査票では、有害事象の転帰を、回復（recovered）、軽快（relieved/improved）、未回復（not recovered）、回復したが後遺症あり（recovered leaving some sequela）、死亡（dead）、不明（unknown）などの選択肢から選ぶようになっています。

expectedness of an adverse drug reaction　副作用の予測可能性

臨床試験（治験）で現れた副作用のうち、治験薬概要書に記載されていない副作用、または記載されていてもその性質（nature）や重症度（severity）が一致しないものを「予測できない副作用」（unexpected adverse drug reaction）と呼びます。
市販後調査でも、添付文書に記載されているどうかを元に予測可能性を評価し、重篤で予測できない副作用が発生した場合は情報入手から15日以内に規制当局に報告することが求められています。

severity of an adverse event
有害事象の重症度

臨床試験(治験)の実施中に被験者に有害事象が出た場合は、各有害事象の重症度も記録します。心筋梗塞や頭痛などの疾患や症状の場合は、mildとmoderate、severeの3段階、検査値異常の場合は、slightとmoderate、severeの3段階で評価します。日本語ではいずれも軽度、中等度、重度(または高度)の3段階で評価します。

serious adverse event　重篤な有害事象

ICHガイドラインでは、「重篤な有害事象」とは、死亡に至るもの(results in death)、生命を脅かすもの(is life-threatening)、治療のため入院または入院期間の延長が必要なもの(requires inpatient hospitalization or prolongation of existing hospitalization)、永続的または重大な障害・機能不能に陥るもの(results in persistent or significant disability/incapacity)、先天異常を来すもの(is a congenital anomaly/birth defect)のいずれかに該当するものと規定されています。

いずれかのカテゴリーに該当するか、これに準じる有害事象は、速やかに規制当局に報告することが求められています。重篤な有害事象を報告するための臨時報告を、緊急報告(expedited report)と呼びます。また、重篤度(seriousness)とは、当局への報告義務の有無を判断するための指標で、有害事象の重症度(severity)とは別の指標です。

tolerability　忍容性

被験者または患者が、治験薬または医薬品の有害作用に耐えられる度合いを示すものです。「忍容性が高い(良好である)」のように使います。Z was well tolerated in over 8,000 patients (Zを8,000人以上の患者に投与したところ、高い忍容性が認められた)とは、Zを用いた8,000人以上の患者の中で、投与中止に至るような副作用が出た患者はほとんどいなかったか、いてもごくわずかだった、という意味です。

⇒ **臨床試験**

safety　安全性

医薬品または治験薬が被験者または患者に及ぼす危険性の多寡を示す指標です。血液学的検査、血液生化学的検査などの臨床検査の一般項目、バイタルサイン、心電図、眼科検査などのさまざまな検査結果に及ぼす影響や、有害事象の発現状況を観察して、悪影響が小さい薬を「安全性が高い」と表現します。

extrapolate　外挿する

既知の内容（動物実験のデータなど）に基づいて、未知のこと（ヒトへの影響など）を推測することを、「外挿する」と表現します。extrapolate the results of animal research to human beings（実験動物のデータをヒトに外挿する）などと使います。外国の臨床データを自国の住民にも該当するものと判断して、外国のデータを活用することも、「外挿する」と表現します。

MedDRA　メドラ

Medical Dictionary for Regulatory Activitiesの略で、ICHで作成された日・米・EUで共通に用いる薬事関連用語集のことです。シソーラス形式（→141ページ）で構築されています。日本では従来、副作用報告には「医薬品副作用用語集1996」（J-ART）の用語が使われてきましたが、現在では、国際標準辞書として、日本語版MedDRA（MedDRA/J＝メドラジェイ）が使われています。

preferred term　基本語

MedDRAなどのシソーラス形式の用語集の中で、報告書やデータ表示で優先的に使うべきとされている用語を「基本語」と呼びます。例えばjoint painとarthralgiaの意味は同じ「関節痛」ですが、MedDRAではarthralgiaを基本語、joint painを慣用語としています。

included term　慣用語

シソーラスの中で、基本語の傘の下に入る同義語・同類語のことです。医師はさまざまな表現で副作用を報告しますが、製薬企業内で副作用を集計するときは、同じ内容のものはひとつにまとめる必要があります。関節痛は、joint painともarthralgiaとも表現されますが、MedDRAではjoint painは慣用語、arthralgiaは基本語であるため、joint painと表現された報告はarthralgiaの例としてデータ処理を行います。

thesaurus　シソーラス

シソーラスとは、階層化して分類した用語データベースのことです。一般の辞書は、見出し語を五十音順やアルファベット順に並べたものですが、シソーラスでは幹から大きな枝が出て、さらに細かな枝に分かれるように、用語が立体的に配置されています。MedDRAはシソーラス形式で構築されています。副作用用語は、器官別大分類（SOC, System Organ Class）、高位グループ用語（HLGT, High-Level Group Terms）、高位用語（HLT, High-Level Terms）、基本語（PT, Preferred Terms）、下層語（LLT, Lower-Level Terms）の5階層で分類されています。

SOCには「感染症および寄生虫症」「血管障害」「心臓障害」「胃腸障害」などの分類があります。「心臓障害」の下にはHLGTとして「不整脈」「心筋障害」「心不全」など10項目に枝分かれしています。このなかの例えば「不整脈」は、HLTとして「心室性不整脈および心停止」「上室性不整脈」など4項目に枝分かれしています。「心室性不整脈および心停止」の下にはPTとして「心停止」「心室性不整脈」など20項目が入り、PTの「心停止」の下にはLLTとして「心静止」「心停止」「一過性心停止」などの慣用語が入っています。

例えば医師からの副作用報告に「心静止」とあった場合、MedDRAで「心静止」を調べると、「心静止」は下層語（LLT）であり、心静止に対応している基本語（PT）は「心停止」であることがわかるので、規制当局への報告や集計の際には「心停止」として扱い、器官別の分類では「心臓障害」のデータに含められます。

このようなシソーラス形式の報告用語集を用いることで、報告に使う用語が統一でき、安全性の評価が行いやすくなります。

⇒ 市販後調査

periodic safety update report
定期的安全性最新報告

PSURと略します。市販医薬品(marketed drug)の安全情報を規制当局に報告する文書です。さまざまな媒体で報告された副作用、世界各国での承認と販売の状況、薬を使った患者の総数、ラベリング(labeling＝ラベルや添付文書などの医薬品情報のこと)の変更内容、規制当局の指導とそれに対する製薬会社の対応などが盛り込まれています。

international birth date　国際誕生日

薬の市販が承認された日のことです。世界各国で販売されている薬の場合は、最初に承認された国での承認日が国際誕生日となります。この日は、データロックポイント(data lock-point)と呼ばれる、PSURのデータ集計の区切り日になります。この日から6カ月(市販後まもない薬の場合)または1年(その他の薬の多く)の間に集めたデータをもとにPSURを作るのです。

company core data sheet　企業中核データシート

薬の安全性、適応症、用法・用量、薬理作用などの情報をまとめた文書のことで、CCDSと略します。製薬会社はCCDSの情報に基づいて、各国で求められている形式にあわせた添付文書を作ります。PSURを作るときには、調査期間中に報告された副作用が今まで出たことのないものかどうかを確認しますが、このときに基準となるのがCCDSです。

company core safety information
企業中核安全性情報

CCSIと略します。企業中核データシート(CCDS)に含まれている安全情報の部分だけを指す用語です。ある薬のCCSIには、その薬を投与した患者や被験者に現れたことのある副作用が全てリストに掲載されています。

listed　記載されている

listed adverse effect（「記載されている副作用」または「記載済の副作用」）とは、企業中核安全性情報（CCSI）にリストされた副作用のことを意味します。CCSIは今までに報告されたことのある副作用を全てリストしていますから、「記載済の副作用」とは、今までに現れたことのある副作用という意味になります。

unlisted　未記載の

企業中核安全性情報（CCSI）にリストされていない副作用を「未記載の副作用」（unlisted adverse effect）と呼びます。今までの患者には現れなかった新しい副作用という意味になります。何万人に1人の割合でみられるようなまれな副作用の場合、薬の発売後何年も経ってからはじめて現れることもあります。製薬会社には、市販後の医薬品の安全性を監視し続ける義務があります。

line listing　ラインリスト

定期的安全性最新報告（PSUR）では、重篤な副作用（serious adverse effect）や、重篤ではないが未記載の副作用（nonserious unlisted adverse effect）といった重要な副作用については、症例を個別に報告します。この症例別の報告を「ラインリスト」と呼びます。CIOMS（医科学国際組織委員会）が提唱した書式を使うので、CIOMSラインリストとも呼びます。

patient exposure　使用患者数

定期的安全性最新報告（PSUR）では、調査期間中に報告対象の薬剤を用いた患者の概数、つまり使用患者数（patient exposure）とその算出方法を報告するように求められています。薬の有効成分の製造量と、処方する薬の1日量と使われ方（長期に使う、3日間使うなど）などから使用患者数を求める方法がとられます。

⇒ 市販後調査

spontaneous report　自発報告

医師、患者や代理人が製薬会社や規制当局に自発的に寄せた副作用報告のことです。製薬会社が医療機関にデータの提出を依頼したり、規制当局が報告を義務づけたり、調査機関の調査で明らかにされたものではなく、報告者が自発的に行った報告をいいます。

expedited report　緊急報告

各国の規制当局は、重篤で予測できない副作用（serious unexpected adverse drug reaction）が現れたときは速やかに報告するよう求めています。この報告を「緊急報告」と呼び、副作用の種類によって報告期限が決められています。「予測できない」とは、薬を投与した時点でその国で使われていた添付文書の情報からは、発生が予測できなかったという意味で使われています。

triage　分類する

製薬会社は、自社製品の副作用を規制当局に報告する義務があります。副作用は、重篤度（seriousかnonserious）や予測可能性（expectedかunexpected）によって報告の期限が違うため、報告された副作用を分類する必要があります。このような作業を英語では動詞のtriageを使ってtriage adverse reactionsと表現します。

pharmacovigilance
ファーマコビジランス／医薬品安全性監視

市販後の医薬品の安全性を監視することを、英語ではpharmacovigilanceと表現します。日本では、医薬品監視体制、医薬品安全性監視、副作用調査などと呼ばれますが、「ファーマコビジランス」というカタカナ表記が定着しています。

MedWatch メドウォッチ

アメリカの副作用自発報告制度のこと。FDA (Food and Drug Administration = 食品医薬品局)は、医薬品、医療機器や栄養食品を使った患者に重篤な有害事象 (serious adverse event)がみられたら、使った製品との因果関係(causal relationship)があってもなくてもFDAに報告するよう医療関係者に呼びかけています。

expanded access program/ compassionate use program
拡大利用プログラム/コンパッショネートユースプログラム

開発中の有望な新薬をできるだけ早く使えるようにするため、開発中でまだ認可されていない薬剤を患者に配布できるようにしたプログラムのことです。欧米では以前から採用されている方法でしたが、日本でも「日本版コンパッショネートユース(CU)制度」として人道的見地から未承認薬等を提供する制度が導入されています。日本では、生命に重大な影響があり、既存の治療法に有効なものが存在しない疾患の患者に、国内では未承認または適応外の治療薬を、国内開発の最終段階にある治験の終了後または実施中に、治験の枠内で投与する制度とされています。

named patient program
非承認薬個人輸入プログラム

医師が自分の患者の治療に使うために、国内で未承認の薬を輸入できるようになっている仕組みのことです。Drug A is available in the UK on a named patient basis/program（A薬は、英国内では非承認薬個人輸入プログラムにて入手できる）などと使います。このプログラムで行える未承認薬の輸入は特定の患者への使用を目的としたものに限られます。

⇒ **市販後調査**

off-label use　適応外使用

off-label prescription（適応外処方）とも呼びます。添付文書に明記されている適応症以外に薬を処方することです。国内では承認されていない適応症でも、海外では確かなデータがある場合があり、適応外でも使いたいという薬は多いのです。しかし、医療保険は適応外の使用はカバーしない上、適応外処方で出た副作用には国の救済制度が適用されないという問題もあります。

適応外使用の有名な例にアスピリンがあります。この薬には解熱鎮痛作用のほかに血栓を予防する作用があります。このことはかなり前から知られていましたが、日本では長らく適応外でした。適応症を追加するには臨床試験を行い、データを揃える必要があったのですが、安価な薬に膨大な開発費をかけていては採算が合わないという製薬会社側の事情がありました。

1999年2月、厚生省（当時）は、海外で承認され、信頼できる学術誌に論文が発表されている医薬品の適応症追加は、日本国内での臨床試験を省いて海外の申請資料や論文をもとに承認する方針を決めました。アスピリンについても、各社が共同して提出した国内外のデータに基づいて審査され、2000年10月に、狭心症や心筋梗塞の患者の血栓・塞栓形成の予防が適応症として追加されました。アスピリンは解熱・鎮痛を目的として投与するときは1回0.5～1.5gを頓用（必要なときだけ服用すること）しますが、血栓・塞栓形成の抑制のため投与するときは、1回量を81mgとして1日1回経口投与します。

第8章
統計解析の用語

統計解析が苦手な方は多いですが、医学研究には統計解析はつきものです。
なぜ統計解析が必要なのか、解析結果はどういう意味を持つのか、
という基本を理解して、苦手意識を克服しましょう。

※各項目の用語は、頻出順に並べています。
アルファベット順、五十音順ではありません。
順に読んでいくことで、理解が深まります。

「統計解析の用語」を学ぼう

> **学習のPOINT**
>
> 統計解析は、臨床試験のデータの解釈に不可欠なプロセスです。新薬の臨床試験は、将来その薬が使われる患者集団にとって新薬が有効で安全であるかを検討するために行うもので、被験者は患者集団の代表となる人々です。試験のデータについて統計解析を行い、試験でみられた所見が偶然得られたのか、薬の効果で得られたものかを考察します。統計解析の基本概念を知り、理解を深めていきましょう。

■統計解析に関する表現はどんな文書の翻訳に出てくるのか

臨床試験の計画書や報告書には、必ず統計解析の章があります。短い章ですが、ここが一番苦手だと嘆く翻訳者は大勢います。統計は苦手という方は翻訳者に限らず、医学や薬学の専門家にも多いようで、書店の医学書のコーナーに行けば「これで統計がわかる」と銘打った入門書が山と出ていることからも、悩みの深さがうかがい知れます。

●翻訳者にとって重要度は？

頻繁に遭遇するのにうまく訳せないというのが、多くの翻訳者や学習者に共通する悩みです。インターネット検索が駆使できる今では統計用語の訳語を見つけるのはさほど難しくありませんが、適切な表現で訳せるようになるには統計の基本を知る必要があります。

●学習のコツ

なぜ統計解析をするのか、「統計学的に有意」とはどういう意味かなどの基本を押さえれば、論文に書かれていることがよく理解できるようになり、翻訳の精度も上がります。統計の基礎を学びたい方には、『医学論文を読む―臨床医に必要な統計学の基礎』（森田茂穂訳、メディカルサイエンスインターナショナル刊）をお勧めします。翻訳者の必携資料は、ICHガイドラインE9「臨床試験のための統計的原則」の日本語版と英語版です（http://www.pmda.go.jp/ich/efficacy.htm）。これには用語集も添付されており、翻訳にとても役立ちます。

こう使われる！ 頻出フレーズ

* **Frequencies were calculated for categorical variables, and Fisher exact tests were used to examine associations between categorical variables. Medians were calculated for continuous variables.**

カテゴリ変数については頻度を算出し、カテゴリ変数間の関連性はFisherの直接法を用いて検討した。連続変数については中央値を算出した。

* **To evaluate whether fever was a predictor of viral load, a linear regression model was fit by using viral load as the dependent variable.**

発熱がウイルス量の予測因子であるか否かを検討するため、ウイルス量を従属変数とする線形回帰モデルを当てはめた。

* **The primary analysis was an intention-to-treat analysis of all the patients enrolled in the studies.**

主たる解析は、試験参加例の全てを対象とするintention-to-treat解析にて行った。

* **Student's t-test was used for continuous variables.**

連続変数の検定には、Studentのt検定を用いた。

* **For all the analyses, a two-tailed p value of less than 0.05 was considered to indicate statistical significance.**

全ての解析について、両側p値が0.05未満となる場合は、統計学的に有意とした。

* **Each group is stratified according to degree of HLA match (5/6 or 6/6 match) and type of leukemia (CML, AML, & ALL).**

各群は、HLA適合度(5/6または6/6)と白血病の病型(CML、AMLおよびALL)で層別した。

* **We used linear regression analysis to adjust for potentially confounding variables.**

線形回帰分析を行い、交絡の可能性のある変数について補正した。

statistical analysis　統計解析

臨床試験の統計解析では、統計学的仮説検定（statistical hypothesis testing）という手法がとられます。これは、試験で認められた差（例えば、被験薬群の被験者の血圧降下度がプラセボ群より大きかったという結果）が偶然だけで生じる確率（p値と表現します）がどの程度あるかを算出する方法です。偶然で生じる確率が十分に低い場合は、その差は統計学的に有意（statistically significant）である、つまり介入（例えば被験薬の投与）によるものと判断できます。

null hypothesis　帰無仮説

統計解析は、帰無仮説を立てるところから始まります。A=Bという結論が欲しい場合はA≠Bを、A＞Bという結論が欲しい場合はA≦Bという仮説を立てます。帰無仮説が棄却（成立しないとして否定すること）されると、逆の仮説（対立仮説 = alternative hypothesis）が成立するので、A=BやA＞Bという結論が得られます。

プラセボ対照二重盲検試験の場合、「被験薬はプラセボより有効とはいえない」という帰無仮説を立てます。これが検定で棄却された場合、「被験薬はプラセボより有効である」という対立仮説が成立します。

英語では、if the null hypothesis is rejected, we accept the alternative hypothesis and conclude that there is a treatment effect（帰無仮説が棄却された場合は対立仮説を採択し、治療効果があるとの結論を得る）などと表現します。

level of significance　有意水準

仮説検定では、p値がある値より小さければ帰無仮説を棄却しようとあらかじめ決めておきます。ここで棄却するというレベルを有意水準と呼び、このときの値をα値（alpha value）と呼びます。多くの試験では、α値を0.05または0.01としています。p値が有意水準を下回る場合は、そのデータに「（統計学的）有意差（significant difference）が認められた」と表現します。

type I error　第1種の誤り

本当は帰無仮説が正しいのに、間違っていると判断して棄却してしまう誤りのことです。「プラセボと被験薬の間に差があるとはいえない」を帰無仮説とした検定では、本当はプラセボと被験薬の間に差がないにもかかわらず、「プラセボと被験薬の間に差がある」と判断してしまうことを意味します。第1種の誤りが生じる確率は、$α$と呼ばれます。$α$（alpha）の「a」をとって、$α$＝「あわてんぼうの誤り」と覚えましょう。

type II error　第2種の誤り

本当は帰無仮説が誤っているにもかかわらず帰無仮説を採択してしまう誤りのことです。「プラセボと被験薬の間に差があるとはいえない」を帰無仮説とした検定では、本当はプラセボと被験薬の間に差があるにもかかわらず、「プラセボと被験薬の間には差がない」と判定してしまうことを意味します。第2種の誤りが生じる確率は、$β$と呼ばれます。$β$（beta）の「b」をとって、$β$＝「ぼんやりやさんの誤り」と覚えましょう。

power (of test)　検出力

第2種の誤りが生じる確率$β$を1から引いた値を「検出力」と呼びます。検出力は、臨床試験（治験）に必要な被験者の人数を計算するときに使います。Aという薬とプラセボで効果が現れる率をそれぞれ○%、□%と推定して、△%の検出力で有意差（有意水準$α$＝5%としたとき、$p<5\%$となること）を出すためには、何人の被験者が必要だ、と計算します。

p value　p値

試験で得られたデータについて統計解析を行って求める値のひとつで、帰無仮説が正しいときにそのデータが現れる確率のことです。p値が十分に低ければ、帰無仮説が正しくないと判断することができます。

例えば、Aという高血圧症治療薬とプラセボを比較する試験で、A群の平均血圧は、プラセボ群の平均血圧よりも10mmHg低いというデータが出たとします。統計解析を行って、帰無仮説「被験薬はプラセボより有効とはいえない」が正しいとき（簡単にいえばAの薬効ではなく、全くの偶然で）、10mmHgの差が現れる確率を求めたところ、p= 0.03という結果が出ました。

この試験の計画書では、pが0.05未満であれば「統計学的に有意である」とみなして帰無仮説を棄却できると決めていました。このため研究者は帰無仮説を棄却して対立仮説の「被験薬はプラセボより有効である」を採択しました。

臨床試験の論文では、the median duration of symptoms was 2.5 days shorter in the ABC group than in the placebo group（p = 0.01）（ABC群の症状持続期間の中央値は、プラセボ群より2.5日間短かった(p=0.01)）のように、文末にp値が書かれた文章があります。このp値が小さいほど、データの信頼度が高いと考えるとよいでしょう。

intention-to-treat analysis
intention-to-treat解析

治療を試みた被験者全てを対象として統計解析を行うことを意味します。略して「ITT解析」とすることもあります。

臨床試験(治験)に参加した被験者が計画書に規定された治療を滞りなく受け、必要なデータが全て得られるのなら、統計解析には何の問題も生じませんが、現実にはそんなことは起こりません。治験薬を1回服用しただけで病院に来なくなった、治験薬の多くを飲み残していたなど、計画書に規定した治療内容から外れる被験者が必ず出てきます。

このような脱落例を除外してデータを解析すると、副作用に関する重要な情報をとり逃したり、治験薬の効果を過大評価してしまうおそれがあります。治験薬を飲み残した被験者は、服薬すると調子が悪くなっていたなど、何らかの理由があった可能性が考えられるからです。

intention-to-treat解析は、このようなことを避けるために採用されています。

full analysis set　最大の解析対象集団

intention-to-treat解析の考え方にできる限り近づけた解析対象集団を指します。無作為化を受けた後、1度も治験薬の投与を受けなかった被験者、後になって適格基準を満たさないことがわかった被験者など、解析対象から外しても問題がないとみなされる被験者だけを除いた集団をこう呼びます。

per-protocol analysis　評価可能例のみの解析

per-protocol解析とも呼びます。臨床試験(治験)に参加した被験者のうち、治験実施計画書の規定を満たした被験者だけを対象として行う解析のことです。試験の報告書では、評価する項目によって、intention-to-treat解析とper-protocol解析を使い分けます。

per-protocol set　治験実施計画書に適合した対象集団

治験実施計画書の規定を満たした被験者の集団のことを指します。valid casesやefficacy sampleあるいはevaluable subjects sampleとも呼ばれます。

bias　偏り／バイアス

臨床試験（治験）の計画、実施、解析などの欠陥によって、調査結果が真実から遠ざかることを「偏り」または「バイアス」と呼びます。例えば被験者の割り付けが適切に行われなかった場合は、一方の群にリスクの高い被験者が集中して（このとき生じる群間の偏りはallocation biasと呼びます）、治療効果の差が実際よりも大きく現れる可能性があります。

stratification　層別

ひとつの集団を男女別、年代別、基礎疾患別などとさらに細かく分けることです。臨床試験（治験）で2群間の比較を行う場合、両群の被験者を層別して各サブグループごとに比較する層別解析（stratified analysis）の手法がよく用いられます。

動詞のstratifyを使う場合は、study participants were stratified into 4 groups according to left ventricular ejection fraction（試験の参加者を左室駆出率に基づいて4群に層別した）などと表現します。

confounding　交絡

ある要因があるため、本当は無関係なAとBに関係があるかのようなデータが現れることをいいます。例えば、ある研究でコーヒーを多く飲む人は膵臓癌の発生率が高いという結果が出ましたが、真犯人はコーヒーではなく喫煙でした。コーヒーを多く飲む人は喫煙量も多かったため、コーヒーが悪いとする結果が出たのでした。この例では、喫煙はコーヒー多飲と膵臓癌との間に見かけ上の関連をもたらした要因、つまり交絡因子（confounding factor）であるといえます。

meta-analysis　メタアナリシス

同じテーマを検討した複数の臨床試験の結果を総合的に解析して、ひとつの結論を得る手法です。同テーマであっても被験者数や研究の質に差があるため、各研究の信頼度を吟味し、適切な重みづけをした上で評価を行う必要があります。

incidence rate　罹患率／発症率

単位期間（普通は1年）に特定の疾患・症状が新たに現れた人の、人口に対する割合です。既にその疾患・症状がある人、または免疫ができたら二度とかからない病気の場合、その病気にかかったことのある人を分母から除くため、分母はat-risk population（危険曝露人口）と呼ばれます。

person-year　人年（にんねん）

1人を1年間観察することを、「1人年」と呼びます。罹患率の算出に用いられる単位です。罹患率は通常、10万人年（10万人を1年間観察すること）あたりの発生数として表されています。

prevalence rate / prevalence　有病率

ある時点で特定の疾患にかかっている人が人口に占める割合のことです。高血圧症や糖尿病などの慢性病の場合、罹患率と有病率には大きな開きがあります。

risk　リスク／危険度

特定の期間内にある出来事(event)が発生する可能性を示します。ある集団内である疾患が発現するリスクを求めるときは、分母は調査開始時点の被験者数、分子は調査期間中にその疾患が現れた被験者数として算出します。

risk factor　リスクファクター／危険因子

病気や病態が発生する可能性を直接的または間接的に高める要因のことを指します。「喫煙は肺癌の危険因子である」という表現は、タバコを吸う人はタバコを吸わない人より肺癌にかかりやすいことを意味しています。

relative risk　相対危険／相対危険度

コホート研究(被験者を追跡してデータを取り、危険因子と結果の関係を検討する研究方法)から導き出される指標で、ある要因の結果の強さを示す数のことです。例えば「喫煙者は非喫煙者に比べて肺癌の発生率が8倍高い」というとき、その8を「相対危険(度)」と呼びます。仮に、喫煙者10万人と非喫煙者10万人を20年間追跡して、この間に肺癌が現れた喫煙者が200人、非喫煙者が25人であったとすると相対危険度は次のように求めます。肺癌の発症リスクは喫煙者で0.002、非喫煙者では0.00025となり、相対危険度は0.002÷0.00025＝8と求められます。

相対危険度は値が「1」に近いほど、要因と結果は無関係であり、1から遠いほど要因と結果の関係は濃いことを示します。例えばAという病気に対する相対危険度が喫煙では20、飲酒では3であった場合には、喫煙の方が飲酒よりもAを引き起こしやすいと判断できます。また、相対危険度が「0」に近づくほど、その要因があれば結果が起こりにくい(つまり予防される)ことを意味します。例えばAという病気に対する野菜たっぷりの食事の相対危険度が0.1、運動の相対危険度が0.5であった場合は、野菜たっぷりの食事は運動よりもAを予防する力が強いと判断することができます。

odds ratio　オッズ比

ある要因（喫煙など）と結果（疾患）との関係の強さを示す数値です。相対危険度と似ていますが、算出する方法が違い、症例 – 対照研究（ある現象が生じた人々のグループと、生じなかった人々のグループを比較し、過去における危険因子の有無を検討して危険因子の影響を検討する調査方法）の結果から求めます。調査対象となる患者と対照が、母集団を代表するように偏りなく選択されていて、疾患の発現率が低い（数パーセント）場合は、オッズ比と相対危険度は近似します。

proportional hazard model　比例ハザードモデル

患者を長期間追跡して生存率や再発率への治療の影響を検討するような試験では、検討対象とする患者が徐々に減っていきます。全ての患者が死亡するまで試験を続行することはできません。このような試験で、各群の生存期間や再発までの期間を比較する方法が比例ハザードモデルです。

このような試験において、一方の群の死亡や再発の確率が基準とする群より何倍高いかを示す数値を「ハザード比」といいます。

confidence interval　信頼区間

相対危険度、オッズ比やハザード比は1つの数値（点推定値）として求めます。この数字は母集団から抽出された標本から推定した値であり、母集団における値と一致するとは限りません。

母集団における値を1つの数値として推定するのではなく、数値の幅として推定するのが、信頼区間です。95%信頼区間（95% confidence interval, 95% CI）とは、母集団における値が95%の確率で含まれるような範囲を意味します。論文では、odds ratio 0.43, 95% confidence interval 0.34 to 0.54や、odds ratio 70.39, 95% CI 8.20~604.61や、relative risk = 3.0, 95% confidence interval 1.5-5.9などの形で示されています。

信頼区間をみるときは、示される範囲に1が入るかどうかに注目しましょう。1が入らない場合は、統計学的に有意です。例えば odds ratio, 1.39; 95% CI, 0.73 to 2.65というデータでは信頼区間が1をまたいでおり、検討した要因がリスクを上げる（オッズ比が1を越える）可能性も、リスクを下げる（オッズ比が1未満となる）可能性もあることを示しており、統計学的に有意な影響は認められていないことがわかります。

Tips オンライン上で公開されている用語集

各種の学会が作成する用語集は、以前は書籍の形で出版されることが多かったのですが、今ではインターネット上で公開されているものもあります。

＊外科用語集（日本外科学会）

http://yougosyu.jssoc.or.jp/

＊呼吸器学用語集（日本呼吸器学会）

http://www.jrs.or.jp/modules/publication/index.php?content_id=3#download

＊循環器学用語集（日本循環器学会）

http://www.j-circ.or.jp/yougoshu/

＊Web版不整脈学・心電学関連用語集（日本不整脈心電学会）

http://new.jhrs.or.jp/contents_jse/words/index.php

＊毒性試験用語集（国立医薬品食品衛生研究所安全性生物試験研究センター）

http://www.nihs.go.jp/center/yougo/

＊日本化学療法学会用語集（日本化学療法学会）

http://www.chemotherapy.or.jp/publications/glossary_online.html

＊糖尿病学用語集（日本糖尿病学会）

http://www.jds.or.jp/modules/glossary/

第9章

検査の表現

臨床検査、医薬品の規格や分析に関する表現は多岐にわたります。
翻訳者には、必要に応じて適切な資料を
参照できる力が求められます。

臨床検査.....................	162ページ
組織標本.....................	177ページ
実験テクニック	180ページ

※各項目の用語は、頻出順に並べています。
アルファベット順、五十音順ではありません。
順に読んでいくことで、理解が深まります。

「検査の表現」を学ぼう

学習のPOINT 医薬翻訳では、臨床検査、医薬品の規格試験や分析など検査に関係するさまざまな表現に接します。インターネットで閲覧できる資料も豊富にあり、丁寧に調べる習慣をつければ、翻訳の精度は上がります。

■検査に関する表現はどんな文書に出てくるのか

医薬翻訳のあらゆる文書に出てきます。検査項目と数値だけを列記する文書もあれば、手順を事細かに表現する文書もあります。医薬品の規格に関する表現は、添付文書の「有効成分に関する理化学的知見」にあり、表記の決まりと意味を知っておく必要があります。

●翻訳者にとって重要度は？

医薬品の規格や分析法に関する表現は、各国の薬局方（Pharmacopoeia）に従っています。ソースクライアントにとって薬局方（「局方」と呼ぶことが多いです）は常識なので、わざわざ「局方を参照して訳してください」とは言ってくれません。このことを知らずに薬局方を参照しないまま訳すと、全く意味をなさない訳文になってしまいます。翻訳者は、各分野の基本資料は何かを知っておかなければなりません。

●学習のコツ

臨床検査の項目名でインターネット検索をすれば、解説や正常値を解説するサイトが見つかります。書籍では『臨床検査ガイド』（文光堂刊）や『臨床検査法提要』（金原出版刊）をお勧めします。医薬品の規格基準書である「日本薬局方」は、厚生労働省が日本語版と英語版をインターネット上で公開しています（http://www.mhlw.go.jp/stf/seisakunitsuite/bunya/0000066530.html）。特に「通則」（英語版では"General Notices"）は必読。「一般試験法」には液体クロマトグラフ法などの分析法の解説があり、「医薬品各条」には医薬品成分の規格や検査法が書かれています。医薬品の規格や分析関係の表現を訳すときは必ず薬局方を参照して、表現を確認しましょう。

こう使われる！ 頻出フレーズ

*Amylase can be measured in a 24-hour or 2-hour urine sample.

アミラーゼは24時間尿または2時間尿のいずれかで測定できる。

*All patients tested negative for HIV antibodies, hepatitis B surface antigens, and hepatitis C antibodies.

いずれの患者もHIV抗体陰性、HBs抗原陰性、およびHCV抗体陰性であった。

*Cardiac catheterization revealed severe pulmonary hypertension.

心カテーテル検査で重度の肺高血圧症を認めた。

*All patients were screened for HIV antibody by ELISA using a commercial kit (ABC).

市販のELISA検査キット（ABC）を用いて、全ての患者に対してHIV抗体のスクリーニング検査を行った。

*Urinalysis showed pH 5 and protein 500 mg/dL; red blood cells too numerous to count; 20 to 25 white blood cells per high power field; and many granular, few hyaline, and occasional red blood cell casts.

尿検査結果は、pH 5、タンパク500mg/dL、尿沈渣は赤血球多数、白血球は強拡大1視野あたり20〜25個を認め、顆粒円柱多数、硝子円柱少数、ときに赤血球円柱を認めた。

*Drug A is a white to off-white crystalline powder. It is soluble in acetone, slightly soluble in methanol, ethanol, and acetonitrile, and practically insoluble in water.

白色〜灰白色の結晶性の粉末。アセトンにやや溶けやすく、メタノール、エタノール、またはアセトニトリルに溶けにくく、水にほとんど溶けない。

*Solution A — Dissolve 1.75 g of dibasic potassium phosphate in 50 mL of water, adjust with diluted phosphoric acid (1 in 10) or 0.2 N sodium hydroxide to a pH of 9.0, add 400 mL of water, 165 mL of tertiary butyl alcohol, and 30 mL of acetonitrile. Dilute with water to 1000 mL, and mix.

溶液A—リン酸水素二カリウム1.75gを水50mLに溶かし、薄めたリン酸（1→10）または0.2N水酸化ナトリウム液でpH9.0に調整する。水400mL、t-ブチルアルコール165mLおよびアセトニトリル30mLを加える。さらに水を加えて1000mLとし、混和する。

⇒ 臨床検査

clinical laboratory / laboratory　臨床検査室

臨床検査を行う研究室のことです。病院内では単にlaboratoryと呼ぶこともあります。laboratory testsとは臨床検査のことです。また、laboratory test resultsは臨床検査成績のことです。

hematological examination　血液学的検査

hematologyとも呼びます。赤血球数（red blood cell count = RBC）、白血球数（white blood cell count = WBC）、血小板（platelet）、白血球分画（differential blood count）などの血液に含まれる細胞成分の数を調べる検査です。血液の固まりやすさ（凝固能）を調べる凝固系検査も含まれます。

red blood cell　赤血球

RBCと略します。また、erythrocyteと呼ばれることもあります。赤血球は、酸素を運搬するヘモグロビン（hemoglobin）を含む、中央が窪んだ円板状の細胞で、肺で受け取った酸素を組織に運ぶとともに、組織で発生した二酸化炭素を受け取り、肺に運搬して排出します。血液学的検査では赤血球数を測定して、貧血や多血症の有無を調べます。

hematocrit　ヘマトクリット

Hctと略します。またpacked cell volume（PCV）とも呼ばれます。全血（whole blood）の容積と赤血球の容積の比がヘマトクリットです。ヘマトクリットを調べる場合は、血液を毛細管（きわめて細いガラス管）に吸い上げ、一方の端を封じて遠心分離機にかけます。遠心した後の血液は、透明な血漿の層と赤い赤血球の層に分かれています。赤血球の層の高さと全体の高さを求め、比をパーセントで表示します。最近は、自動検査装置で測定しています。

hemoglobin　ヘモグロビン

Hbと略します。ヘモグロビンは赤血球の中に含まれる成分で、酸素の運搬に携わります。タンパク質のグロビン（globin）と、ヘム（heme）と呼ばれる鉄を含む色素から形成されています。臨床検査では、ヘモグロビンの濃度を測定して、結果を(g/dL)で表します。

white blood cell　白血球

WBCと略します。またleukocyteとも呼びます。白血球は核を持つ血球で、病原体や異物と戦う働きを持ちます。白血球は、形や産生される場所によって顆粒球（granulocyte）、リンパ球（lymphocyte）と単球（monocyte）に分けられ、顆粒球はさらに好中球（neutrophil）、好酸球（eosinophil）と好塩基球（basophil）に分けられます。

differential blood count　白血球分画

differential white blood cell countとも呼びます。好中球、好酸球、好塩基球、リンパ球と単球が白血球に占める割合を求める検査項目です。好中球は、未成熟な桿状核好中球（band neutrophil/cellまたはstab neutrophil/cell）と、成熟した分節核好中球（segmented neutrophil/cell）とに分けて測定します。

left shift　左方移動

未熟好中球の割合が増えることをいいます。好中球は、成熟するにつれて核が長くなり、次にくびれが生じて、核数が2葉、3葉と増えます。循環血に含まれる好中球の成熟度を横軸、各段階の好中球の割合を縦軸にとると、正常な場合は3葉をピークとする曲線が描けますが、未熟好中球の割合が増えると分布曲線が左に移動するため、この名称があります。左方移動がみられる場合は、急性の感染症や中毒症が疑われます。

⇒ 臨床検査

platelet　血小板

血液凝固に関わる血液成分です。血小板は、血管が傷ついて、コラーゲンが露出されると活性化されます。普段は丸い形をしている血小板は、活性化されるとヒトデのように手を伸ばして傷ついた血管壁に貼りつきます。こうして貼りついた多数の血小板は「血栓」（blood clot = thrombus）と呼ばれる塊になり、傷をふさいで出血を止めます。

blood biochemistry　血液生化学的検査

blood chemistry（血液化学的検査）とも呼ばれます。コレステロール（cholesterol）、GOT（AST）やGPT（ALT）、ブドウ糖（グルコース = glucose）など、血液の液体成分である血清（serum）や血漿（plasma）に含まれる成分の検査のことで、肝臓や腎臓などの健康状態を判断する材料となります。

plasma　血漿（けっしょう）

血液から細胞成分（赤血球、白血球と血小板）を除いた液体成分のことです。血液にヘパリン（heparin）、クエン酸ナトリウム（sodium citrate）やEDTAなどの抗凝固剤（anticoagulant(s)）を加えて、遠心分離機にかけると、血漿が得られます。

serum　血清

血液を試験管に入れてしばらくおくと、数分で流動性がなくなり、全体が血餅（けっぺい）（blood clot）と呼ばれる塊になります。さらに放置すると血餅がだんだん小さくなって、固形成分と黄色の液体に分かれます。このときできる液体が、血清です。血清には、血液凝固に関わる成分がほとんど含まれていません。

total protein　総タンパク

TPと略します。総タンパクは、血清（または血漿）に含まれるタンパク質の総量を測定する検査項目です。血清にはさまざまなタンパク質が含まれていますが、溶解性などの差から、アルブミンとグロブリンの2種類に大別されています。「総タンパク＝アルブミン＋グロブリン」という式が成り立ちます。

albumin　アルブミン

水に溶け、加熱すると凝固するタンパク質の総称です。血清アルブミンは肝臓が作るタンパク質で、血清タンパクの半分以上を占めています。アルブミンは浸透圧を維持する役割を持つほか、水に溶けない物質（ビリルビン、遊離脂肪酸、各種薬物など）と結合して運搬する働きを持ちます。

globulin　グロブリン

アルブミンと並んで血漿中に豊富にあるタンパク質の総称です。水に不溶で、アルカリ性または中性の塩類溶液に溶けて、熱で固まるという性質を持ちます。グロブリンを電気泳動にかけると、$α_1$、$α_2$、$β$、$γ$と呼ばれる4つの分画に分かれます。$β$分画と$γ$分画には免疫機構に関係する抗体が含まれます。

electrophoresis　電気泳動

電流を通す溶液に直流電流をかけると、正に荷電した分子は陰極に、負に荷電した分子は陽極に移動します。分子によって移動速度に差があるために、血漿などの多種類のタンパク質を含む溶液に電流をかけると、いくつかのピークに分かれます。この性質を利用して、タンパク質や核酸など、さまざまな物質の分析が行われています。

⇒ 臨床検査

blood glucose level/fasting blood sugar
血糖値／空腹時血糖

「血糖値」とは血液中のブドウ糖の濃度のことで、blood sugar levelとも呼びます。血液生化学的検査の項目名では、ブドウ糖（グルコース = glucose）とだけ表記されることもあります。一方、空腹時の血液に含まれるブドウ糖の濃度のことを「空腹時血糖」といいます。血糖値は食前・食後で変動するため、空腹時血糖、食後1時間血糖（1-hour postprandial blood sugar）などと、食事との関連で表現します。

cholesterol　コレステロール

動物が作り出すステロイド骨格（23ページを参照）を持つ物質で、胆汁や性ホルモン（ステロイドホルモン）、細胞膜の原料になります。ヒトでは、食物からも摂取しますが、ほとんどは体の中で作り出されます。血液中では、水溶性のリポタンパクの形で循環しています。

lipoprotein　リポタンパク

コレステロールやトリグリセリドなどの脂質がアポタンパク（apoprotein）と呼ばれるタンパク質と結合したもので、血液中の脂質の運び屋です。疎水性の脂質が芯となり、周りを親水性のタンパク質が覆っています。血清中のリポタンパクは、比重の差によって超低比重リポタンパク（VLDL）、低比重リポタンパク（LDL）、高比重リポタンパク（HDL）などに分類されます。

LDL cholesterol　LDLコレステロール

低比重リポタンパクコレステロール（low-density lipoprotein cholesterol）の略。血清中のLDLコレステロールが増えすぎると動脈硬化の原因となることから、俗に「悪玉コレステロール」（bad cholesterol）と呼ばれています。

HDL cholesterol　HDLコレステロール

高比重リポタンパクコレステロール（high-density lipoprotein cholesterol）の略。HDLは動脈からコレステロールを運び去り、肝臓に持ち帰る働きを持ちます。また、HDLの血中濃度が高い人は虚血性心疾患（ischemic heart disease）の発現率が低いために、俗に「善玉コレステロール」（good cholesterol）と呼ばれています。

total cholesterol　総コレステロール

血液中にあるコレステロールの総量。血液中のコレステロールは、主にLDLとHDLの中にありますが、一部はVLDLの中にも含まれます。検査では、リポタンパク中のコレステロールを取り出し、定量します。

triglyceride　中性脂肪

TGと略します。中性脂肪とは、グリセリン（別名グリセロール＝glycerol）にある3つの水酸基（–OH）に1～3個の脂肪酸が結合したもので、それぞれモノグリセリド、ジグリセリド、トリグリセリドと呼ばれます。血液中の中性脂肪は、ほとんどがトリグリセリドであるため、中性脂肪という検査項目名で呼ばれます。

bilirubin　ビリルビン

ビリルビンは、ヘモグロビンの色素成分であるヘム（heme）が分解されてできた褐色の物質です。体内で発生するビリルビンの80%は、古くなった赤血球が壊されたときに発生します。胆汁（bile）という、脂肪を消化する消化液が褐色をしているのは、ビリルビンが多く含まれているためです。胆汁は肝臓で作られて胆嚢に蓄えられた後、十二指腸に送り出されますが、この通路のどこかが詰まった場合には、ビリルビンが血液中に増えて皮膚の色が黄色くなる「黄疸」（jaundice）という症状が現れます。

⇒ 臨床検査

direct bilirubin　直接ビリルビン

ビリルビンとグルクロン酸が結合してできた抱合型ビリルビン(conjugated bilirubin)を「直接ビリルビン」と呼びます。直接ビリルビンは、胆汁の成分として十二指腸から排泄され、便といっしょに体外に出ます。臨床検査では、直接ビリルビン、間接ビリルビンと、総ビリルビン(直接ビリルビンと間接ビリルビンの合計)の値を調べて、肝機能の評価や黄疸の診断に使います。

indirect bilirubin　間接ビリルビン

非抱合型ビリルビン(unconjugated bilirubin)とも呼ばれる、グルクロン酸抱合を受ける前の遊離(free)のビリルビンです。溶血(hemolysis＝赤血球の膜が破れてヘモグロビンが溶け出す現象のこと)が生じた場合や、肝臓の処理能力が低下した場合に、間接ビリルビンが上昇します。

blood urea nitrogen　尿素窒素

BUNと略されます。血液中の尿素を窒素濃度として表した検査項目です。尿素は、タンパク質が分解されたときに発生するアンモニア(有害です)が、肝臓で処理された結果生じた代謝物です。

creatinine　クレアチニン

筋肉内にありエネルギー産生に関わる物質であるクレアチン(creatine)の代謝産物です。クレアチニンは体に何の影響も与えないほか、食事内容によって値が上下することもありません。また腎臓の糸球体で濾過された後、再び体内に戻ることなく尿中に排泄されるため、クレアチニンの血中濃度は腎機能を反映する優れた指標として活用されています。

creatinine clearance　クレアチニンクリアランス

クレアチニンクリアランスは、腎臓が血漿中のクレアチニンを尿中に追い出す能力を示します。クレアチニンを含まない血漿が1分間に何mL発生するかを示す値で、クレアチニンの尿中濃度と血中濃度と尿量から計算します。腎臓の機能が低下すると、クレアチニンクリアランスが下がります。

GOT　グルタミン酸オキサロ酢酸トランスアミナーゼ

glutamic oxaloacetic transaminaseの略。肝機能の代表的な検査項目のひとつです。最近では、AST（アスパラギン酸アミノトランスフェラーゼ＝aspartate aminotransferase）と呼ばれる方が多くなっています。骨格筋、心筋、腎臓、赤血球などさまざまな臓器・細胞に含まれています。肝障害がある場合や、筋肉や心臓が損傷を受けた場合に血中のGOTが上昇します。

GPT　グルタミン酸ピルビン酸トランスアミナーゼ

glutamic pyruvic transaminaseの略。GOTとあわせて肝機能の評価を行う指標です。最近では、GPTではなくALT（アラニン・アミノトランスフェラーゼ＝alanine aminotransferase）と呼ばれることが多くなっています。肝臓に特に豊富に含まれる酵素なので、GPTの上昇がみられた場合にはまず肝障害が疑われます。

ALP　アルカリホスファターゼ

ALPはalkaline phosphataseの略で、腎臓、小腸、骨芽細胞、胎盤、肝臓や乳腺などに比較的豊富に存在する酵素のことです。体内にあるALPは1種類ではなく、タンパク質の構造が違うもの（アイソザイム＝isozyme）がいくつかあります。臓器によってALPの特徴が違うので、ALPで異常値が出た場合にはアイソザイムの分析を行い、ALPの出所（障害を起こして漏れを起こしている臓器）を探ります。

⇒ 臨床検査

isozyme　アイソザイム

同じ基質に対する同じ反応を触媒するため酵素としては同じ性質を持つものの、分子構造や物理化学的性質が違う酵素を「アイソザイム」と呼びます。酵素を作り出す臓器によって、アイソザイムの構成が異なることが多いために、血清中のアイソザイムのパターンを調べることで、どの臓器が障害を受けているかを推定することができます。

plasma (serum) electrolytes　血漿（血清）電解質

体液中のナトリウム（sodium = Na）、カリウム（potassium = K）、塩素（chloride = Cl）、カルシウム（calcium = Ca）、無機リン（inorganic phosphorus = P）などの濃度を測定する検査項目名です。

electrolyte　電解質

溶媒（水など）に溶けた（dissolve）とき、または融解（melt）したときに、電気を通す性質を持つ物質を「電解質」と呼びます。酸と塩基の中和反応で作られる塩の多くは電解質です。塩が水に溶けたときにできるイオン、例えば食塩（NaCl）が溶けてできるナトリウムイオン（Na^+）と塩素イオン（Cl^-）も電解質と呼ばれます。

salt　塩

酸（acid）と塩基（base）が反応した場合に作られるイオン化合物を「塩」と呼びます。例えば、塩酸（hydrochloric acid = HCl）と水酸化ナトリウム（sodium hydroxide = NaOH）が反応すると、塩化ナトリウム（sodium chloride = NaCl）と呼ばれる塩と水（H_2O）が作られます。

urinalysis　尿検査

尿検査では、尿の量、尿のpH、タンパク質、糖、ケトン体、ビリルビン、潜血、沈渣、比重、浸透圧、電解質などの測定を行います。

24 hour urine　24時間蓄尿

1日に排泄される尿を全て容器にとったものです。24-hour specimenとも呼びます。1日の尿量（urine volume）がわかるので、試料から少量の尿をとって検査を行い尿中のタンパク濃度を求めれば、1日に尿中に排泄されるタンパク質の総量を求めることができます。薬物の排泄量を求める薬物動態試験でも、蓄尿を行って尿中の薬物濃度と尿量を求めて、排出された薬物の量を計算します。

spot urine　随時尿

任意の時間にとった尿で、部分尿ともいいます。外来の患者が紙コップにとるのはこれです。検体はspot sample、random urine specimenなどと呼び、随時尿を用いた検査はspot checkやspot testと呼びます。

urine (total) protein　尿タンパク

尿中のタンパク質の有無を調べる定性検査（qualitative test）を行う場合は、試験紙（dipstick）を検体につけるだけで結果が出ます。1日に排泄されるタンパク質の量を知るには、24時間に排泄した尿（24-hour sample）について定量（quantification）を行う必要があります（24-hour testともいいます）。

第9章　検査の表現

⇒ 臨床検査

▎ midstream urine sample　中間尿

尿道周囲の雑菌が混入しないよう採取した尿検体のことです。a clean-catch sample とも呼びます。尿道の周囲を消毒した後、出はじめの尿を採取せずに、途中の尿を採取するためこの名前があります。

▎ ketone bodies　ケトン体

単にketonesとも呼びます。体内で脂肪酸が分解されたときに生じる物質が「ケトン体」です。糖尿病で組織の中にブドウ糖（グルコース）が入らない状態になったときや、飢餓状態でブドウ糖が燃料として使えないときは、体内の脂肪酸がエネルギー源として利用されるため、ケトン体が血液中や尿中に認められます。体内の処理能力を越えるケトン体が蓄積されると、血液が酸性に傾くケトーシス（ketosis）が現れます。

▎ urine bilirubin　尿ビリルビン

胆管の閉鎖などのために血液中の直接ビリルビンが増えすぎると、直接ビリルビンが尿に現れます。尿中のビリルビンの有無を調べる定性検査は、黄疸の鑑別法や肝疾患のスクリーニング検査に用いる安価で簡便な検査として使われています。

▎ sedimentation　沈渣（ちんさ）

尿検査項目のひとつでurinary sedimentとも呼びます。尿を遠心分離して得られた沈渣（固形成分のこと）の内容を顕微鏡で観察します。その視野あたりの円柱、上皮細胞、血球などの種類と数を調べます。顕微鏡での観察は、弱拡大（low power field, LPF = 100倍）と強拡大（high power field, HPF = 400倍）で行います。観察結果は、10 RBC/LPF（赤血球10個/LPF）、10 neutrophils per low power field（弱拡大1視野あたり好中球が10個）などと表現します。

urinary cast　尿円柱

尿沈渣の異常所見のひとつ。尿が尿細管の中で停滞したときに、ある種のタンパク質と血清アルブミンが結合し、尿細管の中で水分が抜けて濃縮されゲル状となったとき、尿細管の内部をかたどったガラス状の円柱（hyaline cast）ができます。これにさまざまな細胞が取り込まれたものに、白血球円柱（white blood cell cast）、上皮円柱（epithelial cast）などがあります。

occult blood test　潜血反応検査

尿や便、喀痰などの試料に肉眼では認められない程度の赤血球やヘモグロビンがあるかどうかを調べる検査です。尿や喀痰の場合は、試験紙を用いた検査を行います。便の場合は、化学反応または抗体を使う方法で便中のヘモグロビンの有無を調べます。

hematuria　血尿

尿に血が混じることです。目で見てわかる血尿を「肉眼的血尿」（gross hematuria/macroscopic hematuria）、潜血反応ではじめてわかる程度の血尿を「顕微鏡的血尿 」（microscopic hematuria）と呼びます。 the patient presented with gross hematuria（患者は、肉眼的血尿を認めたため来院した）や、microscopic hematuria is defined as the presence of greater than five red blood cells per high power field（顕微鏡的血尿とは、強拡大1視野あたり6個以上の赤血球を認めることと定義する）などと表現します。

⇒ 臨床検査

▲ bleeding time　出血時間

「出血時間」は、耳たぶ(Duke法)や前腕(Ivy法、Simplate法など)に小さな傷をつけ、出血が止まるまでの時間を測定して求めます。30秒ごとに切り傷に濾紙を押しあてて、濾紙についた血痕の大きさを止血の指標とします。前腕で測定する場合は、血圧測定用のカフを使って一定の圧力をかけます。

▲ blood coagulation　血液凝固

血液は複雑な反応を経て凝固しますが、あるポイントまでは内因系(intrinsic)と外因系(extrinsic)という2種類の経路に分かれています。内因系凝固とは、血液中に含まれる成分の活性化から生じる凝固反応で、10〜15分で反応が終わります。外因系疑固とは、血管外の組織から出る物質が血液中の凝固因子と反応することで開始される凝固反応で、10〜20秒で反応が終了します。

▲ aPTT　活性化部分トロンボプラスチン時間

activated partial thromboplastin timeの略。内因系凝固活性を調べるスクリーニング検査法です。血漿試料にカオリン(kaolin)などの凝固を早める活性化剤を添加して、クロット(clot=固形の塊)が形成されるまでの時間を測定します。

▲ PT　プロトロンビン時間

prothrombin timeの略。　外因系凝固活性を調べるスクリーニング検査法です。血漿試料に組織トロンボプラスチンとカルシウムイオンを添加して、クロットが形成されるまでの時間を測定します。aPTTとPTの検査結果を検討すると、凝固系のどの部分に異常があるのかを推定することができます。

screening　スクリーニング

検査などによって、疾患や異常の有無を調べることです。疾病を診断するための検査ではありません。新生児が受ける先天性代謝疾患の検査や、初診の患者に一般的な臨床検査を行って診療科を決める場合の検査、臨床試験（治験）の参加前に受ける検査などを「スクリーニング」と呼びます。

screen　スクリーニングを行う

＜（患者）is screened for（問題点）with（方法）＞の形で使います。patients are screened for drinking problems with a simple questionnaire（簡単な質問表を使って飲酒問題の有無についてスクリーニングを行う）などと表現します。

qualitative　定性的な

検体の中に目標とする物質があるかないかを調べる検査法を「定性検査」と呼びます。この検査では、目標とする物質がどれだけ入っているかという「量」に関する情報を得ることができません。例えば、尿タンパクの検査には、試験紙を尿検体に浸して尿にタンパク質が出ているかどうかを調べる検査と、尿に含まれているタンパク質の量を測定する検査の2種類があります。試験紙を使う検査を「定性検査」、タンパク質の量を測定する検査を「定量検査」と呼びます。

quantitative　定量的な

定量とは、酸と塩基の中和などの化学反応を利用した滴定（titration）や、クロマトグラフのピーク面積から濃度を求める方法などを用いて、検体の中に存在する特定の物質の量や濃度を求めることです。検体内に含まれる物質の量が明らかにされる検査は「定量的な」（quantitative）検査と呼びます。

⇒ **臨床検査**

semiquantitative　半定量的な

定量といえるほどの精度はないものの、検体中に含まれる特定の物質の量についてある程度の判断が行えることをいいます。−、±、+、++、+++などと数段階で評価する検査は、半定量的といえます。

cardiac catheterization　心カテーテル検査

腕や大腿の血管からカテーテルと呼ばれる細長い管を入れ、血管内を前進させて先端（catheter tip）を心臓の中に入れて行う検査です。心拍出量（cardiac output＝心臓が送り出す血液の量）を測定するほか、カテーテルの先端から造影剤（contrast media）を流してX線写真を撮り、冠動脈（coronary artery）の詰まりを調べる血管造影と呼ばれる検査が行われます。

intervention　インターベンション

カテーテルを使って血管内のトラブルを解決する治療法を「インターベンション」と総称します。血管が細くなったり（stenosis＝狭窄）、詰まった（occlusion＝閉塞）部分まで進めて内腔を広げる操作を行います。

狭窄や閉塞の部分に対して行う手技には、カテーテル尖端部にあるバルーン（balloon）と呼ばれる小型の風船を膨らませて血管を内側から広げる（PTCA）、ステント（stent）と呼ばれる金属のメッシュを内側から広げて固定させ血管が開いた状態を長く保たせる、ロータブレータ（rotablator）と呼ばれるドリルで詰まりを削る、レーザーで焼灼する（laser ablation）など、さまざまなテクニックが使われています。

　心臓領域では、coronary intervention（冠動脈インターベンション）やinterventional cardiology（心血管インターベンション）と呼ばれる治療法が発達したために、バイパス手術などの大がかりな心臓手術を受けないですむ狭心症患者が増えました。

⇒ 組織標本

isolation　摘出

臓器などを体から切り離して取り出すことです。一般にisolationはさまざまなものが混じるものから欲しいものを取り出すときに使う言葉です。日本語では取り出すものによって表現が違い、臓器を切り離して取り出すことを「摘出する」、感染者から菌やウイルスを取り出して培養することを「分離する」、特定のタンパク質だけを取り出すことを「単離する」といいますが、英語ではいずれの場合にもisolateやisolationを使います。

trimming　切り出し

固定した組織や臓器は塊になっているので、顕微鏡で観察するには大きすぎます。そこで、組織や臓器のうち特に観察したい部分だけを、カミソリの刃を使ってスライドガラスに乗るサイズに切り取ります。この操作を「切り出し」と呼びます。

fixation　固定

切り出した組織を元の形のままで保ちながら腐敗を防ぐため、薬品(固定液)で処理することを「固定」と呼びます。固定液としてホルマリン液やブアン液(Bouin's fluid)などが使われます。ホルマリン固定(formalin fixation)とはホルマリン液につける操作、ブアン固定(Bouin's fixation)はブアン液につける操作のことです。

paraffin embedding　パラフィン包埋(ほうまい)

固定した組織をつぶさずに薄く切ることができるよう、パラフィンを組織の中に流し込んで固めることを「パラフィン包埋」と呼びます。果物をゼリーで固める料理に似た操作です。固定した組織を水で洗い、アルコールで脱水してから有機溶剤につけて、パラフィンになじまない液体が組織中に残らないように処理した後、組織を溶かしたパラフィンに埋め込んで固めます。こうして固めたブロックはパラフィンブロックと呼びます。

⇒ **組織標本**

sectioning　薄切(はくせつ)

thin-sectioningまたはmicrotomyとも呼ばれます。薄切とは包埋した組織を薄く切る操作のことで、ミクロトーム（microtome）と呼ばれる装置を使います。身近な例でいえば、ハムの薄切りに似た操作です。ミクロトームで薄切りする操作を、microtome sectioningや、microtomingと呼びます。薄く切ったものは、section(s)（切片）と呼びます。

staining　染色

スライドグラスに乗せた組織は、そのままでは顕微鏡でよく見えないため、観察しやすいようにさまざまな試薬を使って染色します。ヘマトキシリン・エオジン染色（hematoxylin/eosin stainingまたはhematoxylin and eosin staining）、略称HE染色（HE staining）が最も一般的な染色法です。HE染色を施した切片は、a hematoxylin eosin-stained sectionと表現します。

deparaffinization / hydration　脱パラフィン／水和

染色に使う試薬は水溶性で、パラフィンは水をはじきます。パラフィンづけになった切片を染めるには、「脱パラフィン」（deparaffinization）と、「水和」または「親水化」（hydration）と呼ばれる操作が必要です。実験の報告書では、after deparaffinization and hydration, the slides were treated with 3% hydrogen peroxide for 15 minutes（脱パラフィン処理と親水化処理の後、スライドを3%過酸化水素水にて15分間処理した）と簡単に表現しますが、実際は手間と時間のかかる手順です。

パラフィンは水に溶けませんが、パラフィンとキシレン、キシレンとアルコール、アルコールと水はそれぞれ相性がよく、互いに混じり合います。このため、パラフィンをキシレンで溶かし、キシレンをアルコールで溶かした後、アルコール濃度を下げていき、最後に水で洗えば、組織の周りのパラフィンを水で置き換えることができます。この逆をたどれば、組織の脱水が行えます。パラフィン包埋の前に行う脱水は、組織を水→アルコール水溶液→アルコール→キシレン→パラフィンで順に処理します。

dehydration　脱水

染色を終えた切片は、すぐに顕微鏡で観察することができますが、水分が蒸発するとひからびてしまい、保管することができません。スライド標本を保管したい場合は、切片の周囲にある水を疎水性の液体に置き換える脱水処理が必要です。アルコールの水溶液を低濃度から高濃度まで何種類か用意して、切片のスライドガラスを順に数秒ずつつけて、水を追い出します。

clearing　透徹（とうてつ）

アルコールで脱水した組織切片をキシレンで処理すると、切片に透明感が出て、より鮮やかな色合いになります。このキシレン処理を「透徹」と呼びます。この操作は the slides were cleared in xylene for 1 hour（スライドはキシレンに1時間浸漬（しんせき）して透徹した）などと表現します。

coverslipping/mounting　封入

処理を終えたスライドを長期間保存する場合には、「封入」と呼ぶ操作を行います。封入とは、スライドガラス上の切片に封入剤（mounting medium）と呼ばれる液体を落として、その上からカバーガラス（coverslipまたはcover glass）と呼ばれる薄い小さな正方形のガラスを乗せ、封入剤を硬化させる操作です。検査室では自動封入機（automatic coverslipping machine）も使われています。

⇒ **実験テクニック**

Pharmacopoeia　薬局方(やっきょくほう)

医薬品の品質規格や試験方法が明記された規格基準書で、各国で作成されています。日本では「日本薬局方(Japanese Pharmacopoeia, JP)」、アメリカでは米国薬局方(United States Pharmacopeia, USP)、英国薬局方(British Pharmacopoeia, BP)、ヨーロッパでは欧州薬局方(European Pharmacopoeia, EP)があります。

日本では「局方」といえば日本薬局方のことを指します。5年ごとに大改正がなされ、この間に2回の追補改正がなされます。局方は、日本語版と英語版が作成され、いずれもインターネット上で公開されています。

薬局方の「通則(General Notices)」には、さまざまな約束事が明記されています。例えば「約」の意味は「定量に供する試料の採取量に「約」を付けたものは、記載された量の±10%の範囲をいう(In stating the appropriate quantities to be taken for assay, the use of the word "about" indicates a quantity within 10% of the specified mass)」と規定されています。また、「質量を「精密に量る」とは、量るべき最小位を考慮し、0.1mg、0.01mg又は0.001mgまで量ることを意味し、また、質量を「正確に量る」とは、指示された数値の質量をそのけた数まで量ることを意味する(The term "weigh accurately" means to weigh down to the degree of 0.1 mg, 0.01 mg or 0.001 mg by taking into account the purpose of the test and using a relevant weighing device. The term "weigh exactly" means to weigh to the given decimal places)」と規定しています。医薬品規格や分析手順書にある「本品約1gを精密に量り(about 1 g of the substance is accurately weighed)」という一見不思議な表現には、このような意味があるので、分析関係の文書を翻訳する場合は、局方をしっかり参照する必要があります。

suspension　懸濁液(けんだくえき)

固体の微粒子を分散させた液のことです。薬物を分散させた液の場合は、インスリン亜鉛懸濁液(insulin zinc suspension)などと「懸濁」という用語で表現しますが、cell suspensionあるいはRBC suspensionなどの細胞を分散させた液は「浮遊液」といいます。

solution　溶液

均一な液体の状態になっている混合物のことを指します。溶かした方（量が多い方）を溶媒（solvent）、溶けている方（量が少ない方）を溶質（solute）と呼びます。「塩化第二鉄の氷酢酸溶液」は、英語ではa solution of ferric chloride in glacial acetic acidまたはglacial acetic acid containing ferric chlorideと表されます。

homogenate　ホモジネート

細胞や組織の切片を適切な緩衝液に入れ、ホモジナイザー（homogenizer）ですりつぶして作る懸濁液のことです。この操作は「ホモジナイズする」（homogenize）といい、the tissue was homogenized in five volumes of 1M acetic acid（組織を5倍量の1M酢酸でホモジナイズした）などと表現します。

centrifugation　遠心分離／遠心（法）

細い管（遠心管＝centrifuge tube）に入れた混合液に遠心力をかけて、比重の差で成分を分離することを「遠心分離」または「遠心（法）」と呼びます。遠心管を回転させる装置を、遠心分離機または遠心機（centrifuge）といい、centrifuge for 5 minutes at 3,000 rpm（3,000rpmで5分間遠心する／遠心分離する）などと表現します。遠心機の設定は回転速度（rpm）で表すほか、遠心力（重力加速度gで表します）で示す場合もあり、the homogenate was centrifuged at 10,000 g for 20 min at 4℃（ホモジネートは4℃、10,000 gで20分間遠心した）などとも表現します。

⇒ **実験テクニック**

pellet　ペレット／沈殿

遠心分離の結果、遠心管の底に沈殿した固形成分のこと。「沈殿」(residue = precipitate)ともいいます。pelletは、pellet the DNA by centrifugation (遠心分離によりDNAの沈殿を得る)のように動詞としても使います。

pipet　ピペット

目盛のついた先細のガラス管で、決まった量の液体を量り取るときに使います。pipet 50 mL of the solution into a 150 mL beaker (溶液50 mLをピペットで量り取り、150 mLビーカーに入れる)、またはpipet off supernatant (ピペットで上清をとる)など、ピペットを用いる操作を動詞で表す場合もあります。pipetteとつづることもあります。

aliquot　（～）ずつ

ピペットを用いて、一定量の液体を試験管などに落とす場合、例えば日本語では「1mLずつ滴下する」と表現しますが、英語ではaliquotを使います。pipet two 5 mL aliquots of the solution into separate tubesは、「2本の試験管のそれぞれに溶液を5mLずつピペットで滴下する」ことを意味します。

duplicate　繰り返す

動詞のduplicateは、検査などを2回繰り返して行うことを意味し、all tests were duplicated (全ての検査は2回繰り返し行った)などと使います。名詞のduplicateは、in duplicateの形で、blood samples were analyzed in duplicate (血液検体は2回繰り返して検査した)と表現します。また複数形の名詞でduplicatesとあれば、2回の測定結果という意味になり、90% of the duplicates agreed within 5% (反復測定結果の90%が5%以内で一致した)などと使います。

stand　静置する／放置する

ある実験操作を行った後、何もしないで静かにおいておくことを「静置する」または「放置する」といい、allow (the bottle) to stand for 15 minutes や let stand for 15 minutes と表現します。また、after standing for 5 hours at room temperature（室温で5時間放置した後に）、あるいは the solution may precipitate upon standing（溶液を放置すると結晶が析出することがある）という表現も使われます。

evaporate to dryness　蒸発乾固させる

混合物の液体成分を蒸発させて、固体だけを残すことです。evaporate to dryness on a water bath（水浴上で蒸発乾固させる）や、evaporate to dryness under vacuum（減圧下で蒸発乾固させる）と表現します。

reflux condenser　還流冷却器

加熱で生じた蒸気を冷却して液体に戻し、元の容器に戻す目的で使うガラスの器具。揮発性物質を含む混合物を入れたフラスコを加熱するときには、フラスコの上に還流冷却器をつけます。フラスコ中で気化した溶媒は、還流冷却器の内部を通っているガラス管の表面で冷やされ、液体となってフラスコに戻ります。還流冷却器をつけて混合物を加熱するときは、heat (the mixture) under reflux（加熱還流する）と表現します。

←水　→ガラス管を通った水がここから出る

←らせん状のガラス管の中に水を通す

←この部分をフラスコに接続する

↑加熱で気化した溶媒は、水が通るガラス管の表面で冷やされ、液体となってフラスコに戻る

⇒ **実験テクニック**

volumetric flask　メスフラスコ

一定体積の液体を量るための実験器具。「容量フラスコ」や「全量フラスコ」と呼ぶこともあります。共栓のついた首の長い平底フラスコで、首の部分にライン(標線)が入っています。このラインまで液体を満たせば、表示の体積の液体を量ることができます。$1cm^3$〜$2,000cm^3$まで、各種のサイズがあります。

例えば、「無水酢酸25gを100mLのメスフラスコに入れ、ピリジンを加えて100mLとする」という操作では、まず無水酢酸を100mLのメスフラスコに入れ、次にピリジンを標線の少し下まで入れ、フラスコの口に栓をしてメスフラスコを静かに振り動かして均一にした後、さらにピリジンを少しずつ加え、液面を標線に合わせます。液面は凹面を作るのでメニスカス(meniscus)と呼ばれるのですが、目がメニスカスの底の高さになる位置から観察して、凹面の底面が標線に合うようにします。この操作は、英語ではdiluent is then added so that the bottom of the meniscus is even with the middle of the calibration mark (at eye level)や、after thorough mixing, slowly add solvent until the meniscus is aligned with the mark when viewed directly at eye levelなどと表現します。

titration　滴定

標準液を用いて、試料溶液の正確な濃度を求める方法です。既知の容積の試料溶液が入った容器に、滴下した液の体積が測定できるビュレット(burette)という器具から標準液を少しずつ滴下します。溶液の変色、沈殿の生成、電気伝導度の変化などの滴定の終点(endpoint)が生じた時点で、今までに滴下した標準液の体積を求めます。試料溶液の体積、標準液の体積、標準液の濃度から、試料溶液の濃度を計算します。

reference standard　標準品

医薬品の純度や力価を比較する際に標準として用いる物質のことで、「標準試料」ともいいます。一定の純度または一定の生物学的作用を持つよう調製されています。薬局方に記載されている試験や定量には、標準品を用いる手順が多くあります。

standard solution　標準液

濃度が正確にわかっている溶液のことで、滴定や検量線（→187ページ）の作成などに使います。標準液などの溶液を作ることを「調製する」といい、英語ではprepareを使います。実験の手順書では、Prepare Standard Endotoxin Stock Solution by dissolving Endotoxin 10000 Reference Standard or Endotoxin 100 Reference Standard in water for bacterial endotoxins test（BET）（エンドトキシン標準原液はエンドトキシン10000標準品又はエンドトキシン100標準品をエンドトキシン試験用水で溶解して調製する）などと表現します（日本薬局方より）。ちなみに「用時調製」や「用時製する」（prepare before use）は、作り置きせずに使う直前に作りなさいという意味です。溶液によっては保存中に化学変化が生じて試薬としての意味をなさなくなる場合があるので、このような指示があります。

stock solution　保存溶液

試薬や標準液を調製する初めの段階で作る濃度の濃い原液のことで、「原液」や「貯蔵液」とも呼びます。この段階で作って保存しておけば目的とする溶液が素早く調製できる上、保管場所をとらないので、実験室では繁用の試薬を原液の段階で保管しています。

⇒ **実験テクニック**

make up to X mL with solution　メスアップする

メスフラスコを用いて一定体積の混合液を調製する操作を、日本では俗に「メスアップする」といいます。正式には「AにBを加えて100mLとする」と表現します。英語では、メスフラスコに水を加えて総量を100mLにする操作をmake up to 100 mL with waterやadd water to make up to 100 mL、add water to make a total volume of 100 mLなどと表現します。

physiological saline　生理食塩液

単にsalineと呼ぶこともあります。体液と同じ浸透圧を持つ、0.9%の食塩液のことです。「生理食塩水」という言葉も使われますが、正式には「生理食塩液」です。

osmotic pressure　浸透圧

半透膜（semipermeable membrane）と呼ばれる、溶媒の分子は通しても溶質の分子を通さない膜を隔てて、一方に薄い溶液、他方に濃い溶液を入れると、薄い溶液中の溶媒が半透膜を通り抜けて濃い溶液の側に入り込む流れが生じます。このとき生じる圧力を「浸透圧」と呼びます。細胞壁は一種の半透膜と考えられます。

hypertonic　高張

浸透圧がある基準（体液の浸透圧など）より高いことを「高張」（hypertonic）、低いことを「低張」（hypotonic）、等しいことを「等張」（isotonic）と表現します。そのような溶液をそれぞれ高張液（hypertonic solution）、低張液（hypotonic s.）、等張液（isotonic s.）と呼びます。

absorbance　吸光度

吸光度とは、溶液の色の濃さを数値で表したもので、試料溶液に特定の波長の光を通過させて測定します。ある濃度の範囲では、溶液の濃度と吸光度の間には一定の関係が認められるため、吸光度（色の濃さ）から濃度を知ることができます。

standard curve　検量線

calibration curveともいい、機器分析などで定量を行う場合に作るグラフのことです。吸光度測定の場合は、濃度が明らかな溶液を何段階か調製して試験操作を行い、各濃度(X軸)での吸光度(Y軸)をプロットして線を引いて作ります。この検量線を使えば、吸光度から溶液の濃度を知ることができます。例えば、濃度がわからない試料溶液について同じ試験操作を行った場合の吸光度がaであれば（下図）、検量線のグラフにY=aの直線を書き入れ、この直線と検量線が交差するポイントからX軸に向けて直線を下ろします。直線とX軸との交点bが試料溶液の濃度となります。

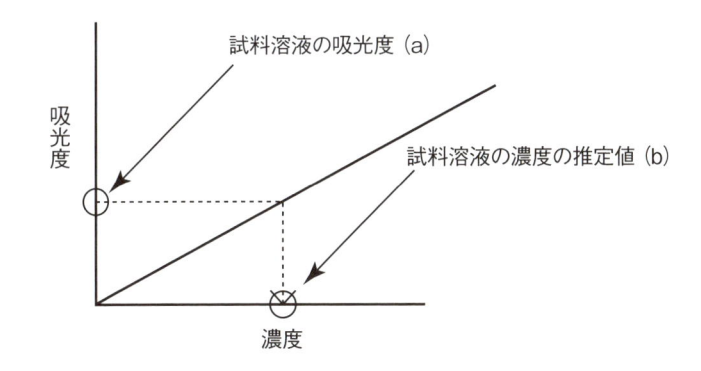

Tips
翻訳に役立つWEBサイト

医薬に関する翻訳をする方に役立つサイトを挙げておきます。
237ページからもご覧下さい。

＊MSDマニュアル

http://www.msdmanuals.com/ja-jp/

米国メルク社が発行している世界的な医学書で、米国とカナダではMerck Manual、その他の地域ではMSDマニュアルとして公開されています。英語、日本語をはじめとする各種言語で閲覧できるので、訳語や表現の確認に活用できます。

＊日本法令外国語訳データベース

http://www.japaneselawtranslation.go.jp/

法務省が作成したデータベースで、法令の英訳の検索・閲覧ができるページです。

＊ Forvo

http://ja.forvo.com/

読み方を知りたい単語を入力すると、ネイティブスピーカーによる発音が聞けるサイト。人名や地名の読みを知りたいときに役立ちます。

第10章
製薬業界の表現

大ヒット医薬品が相次いで特許切れを迎え、
次世代医薬品へのシフトが模索されるなど、
大きな転機を迎えている医薬品業界のビジネス用語を学びましょう。

※各項目の用語は、頻出順に並べています。
アルファベット順、五十音順ではありません。
順に読んでいくことで、理解が深まります。

「製薬業界の表現」を学ぼう

> **学習のPOINT**
> 医薬品の開発には、長い時間と膨大な費用が必要です。数々の難関を乗り越えてようやく発売に至った後も、多くの場合は発売後10年前後で特許切れとなり、他社が同じ有効成分を含む製品を出せるようになり、競争が激化します。このため製薬企業は、ヒット製品の販売に力を入れつつも次のスターの創出に向け、開発努力を続けます。このような業界で使われる用語を学びましょう。

■製薬業界の表現はどんな文書の翻訳に出てくるのか

医薬翻訳では、プレスリリース、社内会議の資料や議事録、営業報告書など、ビジネス関連の案件も多く発生します。このような案件では、医薬関係の専門知識に加えビジネス英語にも通じておく必要があります。

●翻訳者にとって重要度は？

学術論文とビジネス文書では語彙、文体や必要な基本知識がずいぶん違います。医薬翻訳ではどちらの仕事も発生するため、翻訳者にはさまざまな文書を適切に訳し分けることが求められます。例えば社長が社員に宛てた英文レターを日本語に訳すときは、社員の方々にとっては日本語版のレターが社長の人柄を判断する材料になることを念頭におかねばなりません。訳文は、情報を正確に伝えているのと同時に、読みやすく言葉遣いが適切で、社員への感謝の気持ちも感じられるものでありたいのですが、これを実現するには翻訳者自身が高い文章力を備えている必要があります。

●学習のコツ

業界ニュースや企業のプレスリリースに普段からよく目を通しておきましょう。製薬企業のサイトで過去のリリースを閲覧することができます。日本語版と英語版の両方が閲覧できる企業も多くあります。同じリリースの日英版を読み比べて翻訳のテクニックも学ぶのも一手ですし、日本企業が出した日本語のリリースと英語圏の企業が出した英語リリースを読み比べて形式の差を知るのも良い勉強です。業績発表であれリコールのお知らせであれ、お手本となる文章はインターネット上に数多くあるので、活用しましょう。医薬品業界について大まかな知識を得たい方には『よくわかる医薬品業界』（長尾剛司著、日本実業出版社刊）などの就活生や転職希望者に向けて書かれた入門書をお勧めします。

こう使われる！頻出フレーズ

* **Through rational drug design, XYZ scientists examine what happens at the molecular level when a drug binds with a receptor, providing them with three-dimensional knowledge about a binding site.**

  合理的薬物設計を用いて、XYZの科学者らは薬物が受容体に結合する際に分子レベルで何が生じるかを検討して、結合部位の三次元構造に関する知見を得ている。

* **Company A's XYZ received orphan drug status for the treatment of cystic fibrosis by the US FDA.**

  A社のXYZは嚢胞性線維症の治療薬として、米国FDAのオーファンドラッグ指定を受けた。

* **Although concern has been raised in the past that generic drugs may not be as effective as their name-brand counterparts, the new study suggests that patients get the same benefit from the generic versions of the drug XYZ sodium — and at a significant cost savings over the brand-name preparations.**

  過去には、ジェネリック薬は先発品ほどの効果を示さないのではないかとの懸念があったが、今回新たに行われた研究は、患者はXYZナトリウムの後発品が先発品と同等の有益性を有し、相当なコスト減になることを示唆している。

* **Our pipeline of fully human antibodies currently consists of 5 products in clinical development as well as numerous pre-clinical programs and other disease targets under exploration.**

  当社の完全ヒト抗体の開発パイプラインは現在、臨床開発中の5品目と多数の前臨床段階の品目で構成され、他疾患を標的とした抗体も現在探索中です。

* **Company A is already facing the biggest "patent cliff" in the industry. Five of its six leading products face generic competition in the next five years.**

  A社は既に業界最大の特許切れ問題に直面している。同社の主力製品6品目のうち5品目が今後5年間以内にジェネリック医薬品との競合を余儀なくされる。

* **Company A will out-license its existing insulin know-how to the newly created entity.**

  A社は、同社が持つインスリンに関するノウハウを新会社に導出する。

R&D　研究開発

research and developmentの略で、新薬（new drug）の候補（candidate）となる化合物を作り出し、医薬品としての承認を受けるまでに行われる活動のことを指します。新薬は、5,000種類を越える候補物質からひとつに絞り込まれ、10年以上かけて開発が行われます。ひとつの新薬にかけられる研究開発費（R&D expense）は100〜300億円にのぼるといわれています。

new drug application　新薬承認申請

NDAと略します。NDAとは、企業が開発した新薬の米国内での発売を認めてもらうために、アメリカのFDA（Food and Drug Administration＝食品医薬品局）に提出する申請資料のことです。NDAには動物実験と臨床試験の報告書をはじめ、製剤に使う材料、製造法や品質管理の方法、ラベリング案、製品のサンプルを含めます。

investigational new drug application　新薬臨床試験開始届

INDと略します。アメリカでヒトを対象とする臨床試験に入る前に、FDAに提出する書類がINDです。FDAから試験を差し止める通知（clinical hold）が来ない場合は、臨床試験に入ることができます。

licensing-in　導入

自社で開発したものではない医薬品や技術の開発・販売権や使用権を得ることを「導入」と呼びます。「（会社）が（薬）を（他社）から導入した」という場合は、in-licenseまたはlicenseを使い、＜（会社）in-licenses/licenses（薬／技術）from（他社）＞と表現します。他社から導入した製品は「導入品」（in-licensed product）と呼びます。

licensing-out　導出

自社開発の医薬品や技術の開発・販売権や使用権を他社に与えることを「導出」と呼びます。「（会社）が（薬）を（他社）に導出する」という場合は、out-licenseまたはlicenseを使って、＜（会社） out-licenses/licenses（薬／技術）to（他社）＞、または＜（会社） licenses out（薬／技術）to（他社）＞と表現します。

launch　上市(じょうし)する

新薬を市場に送り出すことを「上市する」といいます。「（会社）が（製品）を上市する」は、＜（会社） launches（製品名）＞の形で、Company A launched two major new products（A社は大型新薬を2品目上市した）などと使います。名詞の形では、Company A announced today the U.S. market launch of Drug B（A社は本日、米国におけるB薬の上市を発表した）などと表現します。

in-house　自社の

in-houseは「自社の」や「社内の」という意味があります。in-house developed drug（自社開発品）、in-house R&D（自社研究開発）、in-house documents（社内資料）などの表現に使います。

pipeline　パイプライン

医薬品業界では、開発段階にある製品群（products in development）を「パイプライン」と呼びます。product pipeline、R&D pipelineやdevelopment pipelineという表現も使われます。(企業名) has one of the best product pipeline in the industry（当社は業界トップクラスの開発パイプラインを有しております）などと使います。

医薬品企業は、自社で製品開発を行うほか、有望な製品を開発中の企業を買収することで自社のパイプラインの拡充を図っています。

medical representative　医薬情報担当者

MRと略します。製薬会社の営業担当者のことで、医薬品の有効性や安全性などさまざまな情報を医療従事者に伝える役目を担います。また医師から入手した副作用情報を本社の担当者に正確に伝達するのも、MRの仕事です。日本では、1997年からMR認定制度が導入され、MRの知識を問う試験が行われるようになりました。

detailing　拡宣

製薬企業のMR(医薬情報担当者)が医療の専門家に対して、製品を説明して使用をすすめることを「拡宣」と呼びます。医師に面会してから説明を終えるまでの拡宣活動を1回、2回と数えたいときはdetailing sessionを使い、a detail session usually lasts eight to ten minutes（1回の拡宣にかかる時間は通常8〜10分である）や、sales representatives complete between 15 and 25 detailing sessions per day（営業担当者は1日に15〜25件の拡宣活動をこなしている）などと表現します。

share of voice　SOV

日本語ではSOV、「シェア・オブ・ボイス」といわれるマーケティング用語で、ある製品の宣伝量が、同じ領域の製品の宣伝量の総和に占める割合を示す指標です。医薬品の営業活動では、SOVを上げて売上を伸ばす戦略、つまり大勢のMRを投入して施設への訪問頻度（コール数）を上げ、情報量を高めて自社製品の採用数を上げる戦略がとられてきました。現在では、インターネットを活用したe-detailingと呼ばれる活動も重要視されるようになり、情報伝達の形も変化しつつあります。

first line　ファーストライン

ある病気を治すために医師がまず最初に使うべきだとされる薬や治療法を「ファーストライン薬」「ファーストライン治療」などと表現します。これに対して、ファーストラインの薬や治療法が効かない場合、次に試すべき薬や治療法を「セカンドライン」(second line)と表現します。

gold standard　標準薬／標準（的）検査法

その分野で現在使えるものの中では、最良とみなされる治療法、治療薬や診断法を、gold standardと呼びます。平たくいえば「定番」です。日本では薬なら「標準薬」、検査の場合は「標準（的）検査法」に該当しますが、「○○治療のgold standardである△△」と英語のまま使う場合もあります。

computer-aided rational drug design
合理的薬物設計／ラショナルドラッグデザイン

従来の創薬は、効果が期待される化学物質を数千〜数万と合成してスクリーニングにかけ候補を絞り込むという、莫大な費用と時間のかかる方法がとられていました。最近では、生体分子の三次元情報を得た上で、コンピュータグラフィックスを活用して、薬を作用させたい標的（鍵穴）の構造に合った形の薬物（鍵）の分子を設計してから合成する技術が活用されています。

generic　後発品／ジェネリック医薬品／ゾロ品

新薬は特許で保護されていますが、特許権は日本では20年、アメリカでは17年で切れるため、開発に約15年がかかる新薬の場合、発売の5年後に特許が切れます。特許が切れた後に他のメーカーが製造・販売する薬を「ジェネリック医薬品／後発品」と呼びます。英語でgeneric(s)またはgeneric drug(s)と呼ぶのは、一般名（generic name）で処方されることが多いためです。俗に「ゾロ品」とも呼びます。
高齢化による医療費増大に悩む先進国では、医療費抑制策のひとつとしてジェネリック医薬品の使用を促進する政策がとられています。
ジェネリック医薬品は、先発品と同じ有効成分を含みますが、医薬品は有効成分だけでできているものではありません。賦形剤や添加物、コーティングなどの製剤面の工夫にも各社の技術が生かされており、先発品と後発品は全く同じものではありません。血中濃度の推移や吸収率には多少なりとも差が生じます。ジェネリック医薬品については、薬物動態を先発品と比較する生物学的同等性試験を行い、先発品と同等であることを証明することが求められていますが、全く同じではないため、効果に個人差が生じることがあります。

第10章　製薬業界の表現

brand-name drug　先発品

特許が切れ、後発品に追われる立場にある医薬品のことです。branded drugまたはoriginal productとも呼びます。先発品の特許が切れると、低価格の後発品が市場に登場するため、特許の切れた先発品はかなり苦しい戦いを強いられます。

医薬品の薬物動態は有効成分だけではなく、製剤設計(薬をカプセルや錠剤の形にするために使う成分のコーティングの配合など)によって大きく変わるため、後発品は先発品と全く同じ効果を持つとは限りません。治療域の狭い薬剤(narrow therapeutic index/range drug)、つまり体内に入る薬物の量が少しでも変化すると効果が落ちたり副作用が出たりする薬の場合、後発品への切り替えは難しいとされています。

patent cliff　特許切れ問題

医薬品業界でいう「2010年問題」は、2010年前後に大手製薬会社の主力製品の特許が一斉に切れ、企業の収益に大きな影響を及ぼすという問題です。企業は画期的新薬(ブロックバスター)と呼ばれ大ヒットを博した大型医薬品を出せたとしてもすぐに特許が切れ、ジェネリック医薬品に市場を奪われてしまうため、ヒット製品が活躍している間に次の新薬を市場に出して利益を維持しなければなりません。

しかし、臨床試験はますます厳格となる一方で、医薬品開発のターゲットにしやすい生体内分子や機序は既に研究しつくされているため、今から新たな発見をすることは難しくなっており、企業は今後、苦戦を強いられると考えられています。

Authorized generic　オーソライズドジェネリック

長期にわたり販売されてきた先発品のメーカーがジェネリック医薬品のメーカーに特許を与え、先発品と全く同じ成分・製造法で生産・販売する場合があります。このような医薬品を「オーソライズドジェネリック」と呼びます。先発品と全く同じ製品であるため他のジェネリック医薬品から差別化できること、先行品の特許が切れる半年前から販売が認められることから、シェアを確保する戦略の一つとして用いられることがあります。

blockbuster drug
画期的新薬／ブロックバスター／ピカ新

innovative new drugやbreakthrough drugとも呼びます。全く新しい発想から作られた画期的な新薬のこと。胃酸の中和や粘膜保護が胃潰瘍治療の主流であった1980年代初頭に登場して大ヒットしたH_2ブロッカーのザンタック（ラニチジン）、アメリカで空前の大ブームを巻き起こした勃起不全治療薬のバイアグラ（シルデナフィル）は、blockbuster drugと呼ばれました。

me-too drug(s) / me-too's　ナミ新／ゾロ新

既に市場にある薬と化学構造が似ていて、薬理作用がほぼ同じ新薬を、俗に「ナミ新」または「ゾロ新」と呼びます。正式な文章では「新規性に乏しい新薬」などと表現します。ゾロ新はピカ新に比べて開発のリスクが小さく、薬価を低く設定でき、既存薬の持つ欠点を改良している製品であることが多いため、先行のピカ新を追う強力なライバルになります。

analog　誘導体／類縁物質

新薬を作る方法のひとつに、既存の薬物の分子構造を一部変更（modify）する手法があります。このような方法で作られた薬物を「誘導体」（analog/analogue）や「類縁物質」（related compounds）と呼びます。候補となる物質から、効果が上がる、副作用が減る、合成のコストが下がるなどのメリットがある類縁物質が新薬として市場に出されます。

prescription drug 要指示医薬品／医療用医薬品／処方箋薬

処方箋がなければ購入できない薬のことです。薬事法第49条では「薬局開設者又は医薬品の販売業者は、医師、歯科医師又は獣医師から処方せんの交付を受けた者以外の者に対して、正当な理由なく、厚生労働大臣の指定する医薬品を販売し、又は授与してはならない」と規定されています。

OTC drug 一般用医薬品／OTC医薬品

over-the-counter drugの略。医師などによる処方箋がなくても消費者が購入できる薬(nonprescription drug)のことです。日本では「一般薬」「大衆薬」「非処方箋薬」とも呼びますが、「OTC薬」という表現が一般的です。店頭で購入できるため、over-the-counterと表現されます。

Rx-to-OTC switch スイッチOTC

今までは処方箋が必要とされた薬をOTC薬に転用することを「スイッチOTC」と呼びます。英語では、処方箋薬からOTC薬へと転用することをRx-to-OTC switchと呼び、スイッチOTC薬を Rx-to-OTC switch productと呼びます。インドメタシンの外用剤、H_2ブロッカーのシメチジンなど、さまざまな医薬品がOTC薬として販売されています。

magic bullet 特効薬

もともとは病原微生物だけを攻撃して生体に害を及ぼさない薬を意味しましたが、現在では特定の病気に著しい効果を示す薬や治療技術もmagic bulletと表現します。there is no magic bullet to treat obesity (肥満を治す特効薬はない)などと使います。

snake oil　ニセ薬

「○○に効く」とうたってはいるものの科学的な根拠がなかったり、実際には効き目のない薬やサプリメントを英語ではsnake oilと呼びます。19世紀のアメリカで行商人が売り歩いたいかさま薬がsnake oilと呼ばれたことに端を発します。Alternative therapy use in patients with HIV: 'snake oil' or panacea?（HIV患者における代替療法―ニセ薬か万能薬か?）などと使います。

orphan drug　オーファンドラッグ

希少疾病用医薬品とも呼びます。患者の数が少なく、原因が明らかにされていない難病の治療に使う薬（オーファンドラッグ）の開発は、製薬会社にとってはコストが合わないために敬遠されがちでした。この状況を打開するために、難病治療の薬を開発する企業に政府が助成金を出したり優遇措置を講じるシステムが各国で取り入れられています。

low molecular-weight drug　低分子医薬品

分子量が数百～数千で、化学合成で製造する医薬品を「低分子医薬品」と呼びます。small molecule drug（小分子医薬品）とも表現します。バイオ医薬（品）や抗体医薬（品）などと呼ばれる遺伝子組換え技術を用いて製造する医薬品との対比で使われる用語です。

従来の医薬品の多くが低分子医薬品のカテゴリーに入ります。医薬品を錠剤やカプセルの形で経口投与するときは、まず製剤が消化管の中で溶けて、消化管の壁を通過して血管に入り、肝臓を通った後にはじめて全身の血流に入ります。このため有効成分の分子は小さくなければなりません。これに対して抗体医薬品などのバイオ医薬品は分子量の大きいタンパク質ですから、経口投与すると消化管で分解されてしまい、効果を発揮することができません。

drug lag　ドラッグラグ

日本では新薬の承認申請に長い期間がかかるため、既に外国で承認されて広く用いられ、効果が確定している医薬品でも日本国内では承認されておらず、効果が期待される患者に投与することができない状況が多々発生します。このような市場導入の遅れを「ドラッグラグ」と呼びます。

日本で甚だしいドラッグラグが生じる理由としては、日本で登場する新薬は欧米で評価が固まった医薬品の後追いが多いこと、日本ではさらに臨床試験を行う必要があり被験者の確保が難しいなどで長い時間がかかること、審査官の数が少なく審査期間が長いこと、日本では薬価が段階的に引き下げられるために利益が薄く、外資系企業が積極的に導入したがらない傾向があることなど、さまざまな問題が指摘されています。

必要性が特に高く、海外で安全性と有効性のデータが十分に得られている一部の医薬品については、国内の臨床試験を省略することを認める対策がとられるようになりました。

targeted therapy　分子標的治療

molecular targeted therapyともいいます。新薬開発の手法には、癌細胞の増殖や転移に関わる生体内分子や、関節リウマチなどの炎症性疾患で炎症を促す生体内分子を特定して、その分子の働きを抑制する分子を開発する手法があります。このような考え方で開発された医薬品を分子標的治療薬と呼びます。

癌治療で用いられる分子標的治療薬の代表例には、ハーセプチン（トラスツズマブ）があります。乳癌細胞のなかでも特に増殖の速い細胞の表面にはHER2タンパクと呼ばれる受容体が多くあることから、この受容体に特異的に結合することで作用を発揮する分子を作る研究が行われ、製品化されました。同薬は、乳癌患者の約25%が該当するとされる、HER2過剰発現がみられる乳癌患者の治療に使われます。

関節リウマチ（rheumatoid arthritis）などの自己免疫疾患（autoimmune disease）では、腫瘍壊死因子α（tumor necrosis factor alpha, TNFα）やインターロイキン6（interleukin 6, IL6）などの生体内分子が炎症に関係することが明らかにされ、これらの分子を標的とする医薬品が開発されています。

biologic(s)　生物学的製剤

広義では生物由来の医薬品を生物学的製剤と呼びます。血液製剤、ワクチン、成長ホルモンやエリスロポエチン（貧血治療薬）などの生体内分子や、抗体医薬品などが含まれます。

狭義では特定の分子の働きを抑制するために遺伝子組換え技術を駆使して開発された高分子タンパク製剤を生物学的製剤と呼びます。標的分子と結合するモノクローナル抗体製剤（「抗体医薬品」と呼ばれます）や、標的分子が結合する受容体をヒトIgGなどのヒト由来の分子と融合させて作ったタンパク質（受容体医薬品）などが製品化されています。

biosimilar(s)　バイオシミラー

抗体医薬品や受容体医薬品などの狭義の生物学的製剤の特許が切れた後に他社が製造・販売する後発品をバイオシミラーやバイオ後続品と呼びます。低分子医薬品（low molecular-weight drug）の場合と異なり、先発品と全く同じ高次構造を持つタンパク質を他社が作ることは不可能であるため、バイオジェネリック（biogeneric(s)）という用語は不適切とされています。

生物学的製剤を製造するには高い技術が必要であり、承認申請に必要な研究も数多くあるため、後発品の参入はジェネリック医薬品よりはるかに難しいと考えられています。しかし、生物学的製剤の先発品は非常に高価であるため、安価な後発品のビジネスチャンスは大きいとされています。

biobetter(s)　バイオベター

生物学的製剤の後発品を開発する企業が、先発品をただ模倣するのではなく、純度を上げる、機能を強化するなどの先発品より優れたものを作るという考えのもとに開発した後発品をbiobetter(s)やbiosuperior(s)と呼んでいます。

第 11 章

医療に関する用語

カルテ用語、薬価、医療保険など、辞書では確認することが難しい表現にも
翻訳の現場では頻繁に遭遇します。
気になる表現があればインターネット検索でヒントを探す習慣を付け、
知識の範囲を広げましょう。

- 病院の用語.................. 206ページ
- 保険に関する用語......... 215ページ
- カルテに使う表現......... 221ページ

※各項目の用語は、頻出順に並べています。
アルファベット順、五十音順ではありません。
順に読んでいくことで、理解が深まります。

「医療に関する用語」を学ぼう

学習のPOINT　「予後良好」や「転帰不良」など、診療の場で使われる専門用語の意味と表現を知っておきましょう。医療経済分野の文書も翻訳対象となることが多く、包括化や薬価改訂などの保険関連の用語、外国の保険医療制度などの幅広い知識が必要です。

■医療に関する用語はどんな文書の翻訳に出てくるのか

診療の場で用いられる専門用語は、臨床試験の報告書や副作用報告などに出てきます。製薬企業には、市販後の医薬品で生じた副作用を厚生労働省に報告する義務があります。海外症例を日本で報告したり、国内症例を海外で報告したりすることがあるため、かなりの翻訳需要があります。保険や薬価に関する表現は、会議資料や業界研究の資料などによく出てきます。

●翻訳者にとって重要度は？

副作用報告では、特殊な検査や所見が略語を使って書いてあることも多く、訳語や表現の調査が難しいことが多いのですが、需要が大きく、特に高い精度が求められる分野ですから、しっかりと対応できる力をつける必要があります。医療経済については国によって状況がかなり異なるため、各国の状況をよく把握して、必要に応じて説明的に訳す機転も必要です。

●学習のコツ

専門用語は辞書で調べれば出てきますが、表現は辞書では確認できません。用例は、インターネット検索を活用すれば詳しく探れます。例えば"favorable outcome"という表現を訳すとき、辞書を調べてそれぞれ「良好」「転帰」と訳せることを確認した後、インターネットで［良好 転帰］をキーワードに検索します。すると「良好な転帰であった／を得た」「良好な転帰をとった○○の症例」「転帰良好」などの表現が見つかり、これらの文例から訳文に使える表現を選ぶことができます。

こう使われる！頻出フレーズ

*The clinical course is typically benign and self-limited; symptoms usually resolve within a few months to a year.

臨床経過は通常は良好で、自己限定的な経過をとる。症状は通常、数カ月〜1年以内に消失する。

---

*Early diagnosis and treatment yield an excellent prognosis.

早期診断と早期治療を行えば、予後は良好である。

---

*In patients with persistent fever and neutropenia, Drug A is administered empirically for the early treatment and prevention of clinically occult invasive fungal infections.

持続する発熱と好中球減少がみられる患者には、早期治療を行い、感染症状を伴わない侵襲性真菌感染を予防する目的で、A薬を経験的に投与している。

---

*New medical technology, less-invasive surgical techniques and pressure to lower hospitalization costs have spurred the rapid growth of ambulatory surgery centers.

新たな医療技術や侵襲性の低い手術法が開発され、入院費の抑制が強く求められた結果、外来手術施設が急激に増えた。

---

*In complicated and recurrent infections, a urine culture and sensitivity should be done.

複雑性・反復性感染症の場合は、尿培養と感受性検査を行う。

---

*This 75-year-old male patient presented with symptoms of pneumonia.

本症例は75歳の男性患者で肺炎症状のため来院した。

---

*Chest X-ray: Right upper and right lower lobe pneumonia. No adenopathy seen.

胸部X線検査：右肺の上葉と下葉に肺炎を認める。リンパ節腫脹は認めない。

⇒ 病院の用語

health care system　医療体制

医療は、primary (health) care (初期医療または一次医療)、secondary (health) care (二次医療)とtertiary (health) care (三次医療)の3段階に分けられます。一次医療は、地域の人々が病気やけがのときに最初に訪れる診療所(clinic)や小規模病院で行われる保健サービスです。二次医療とは、専門医(specialist)による外来・入院治療のことで、地元の総合病院(local medical center)などの地域中核病院が担当します。三次医療とは、高度な専門医療のことで、大学病院(university hospital)や先進的な医療施設が提供します。

治療の流れとしては、一次医療に携わる家庭医(family physician)や一般開業医(general practitioner)は、高度な医療が必要な患者を二次・三次医療施設に紹介します。各施設の連携は欧米では古くから行われてきましたが、最近は日本でも試みられ、「病診連携」や「診診連携」といった言葉が使われています。「病診連携」とは、かかりつけの医師が患者を診て、特殊な検査や治療が必要と判断したときは患者に先進の医療施設を紹介するという、病院と診療所の連携のことです。「診診連携」とは、診療所同士で連携してお互いの専門分野を生かした治療を行うことを指します。

medical care　医療

疾患の診断、治癒、緩和、治療、予防または身体の構造・機能を変える目的で行う行為を「医療」と呼びます。the department provided emergency medical care to a pedestrian hit by a motor vehicle(自動車事故にあった歩行者に緊急医療を施した)、she received medical care at the pediatric clinic of Hospital A (患者はA病院の小児科で医療処置を受けた)などの形で使われます。

medical attention　診察／医師による治療

医師または一次医療(primary (health) care)に携わる医療専門家が患者を診察して、必要であれば治療を行うこと。seek medical attention(医師の診察を受ける)などという形で使います。医療(medical care)より範囲の狭い概念です。

clinical practice　診療

患者を診察・治療すること、また患者を対象とする臨床研究（clinical investigation）をclinical practiceと呼びます。「この病気の患者はこのように診察・治療しましょう」という内容の診療ガイドラインは、clinical practice guidelineと呼ばれます。Good Clinical Practiceとは、臨床試験（治験）で守るべき基準を示した文書のことです。

clinical setting　医療現場／医療の場／臨床状況

医療活動が行われている場をclinical settingと表現します。また、in clinical setting of A を「日常医療でAという状況が生じている患者／状況」という意味で使い、in the clinical setting of severe burns, it is often difficult to distinguish between an adverse reaction to Drug A and burn sequelae（重度の熱傷の場合、A薬の副作用と熱傷の後遺症を区別することは難しい）などと使うこともあります。

specialty　診療科

医師や、医療チームが専門に扱う分野のことを、診療科（specialty）と呼びます。内科（internal medicine）、外科（surgery）、小児科（pediatrics）などがあります。日本の医療法では病院の広告についての規制があり、広告（病院外の看板など）に使ってもよい診療科の名前が決められています。医療法で許可されている診療科は、「標榜科」と呼ばれます。

general practitioner　開業医／一般開業医

GPと略すこともあります。よくある病気を幅広く診察し、患者と長くつきあって病気の治療と健康維持に携わる医師のことです。家庭医（family doctor/physician）とも呼ばれることがあります。これに対して、病院内で専門医療を提供する医師は、hospital physician（HP＝病院勤務医）やspecialist（専門医）と呼ばれます。

⇒ 病院の用語

ambulatory　外来（診療）の／携帯型機器を用いた

ambulatoryはoutpatient（外来患者）と同じ意味で使われます。ambulatory clinicは「外来診療室」、ambulatory careは「外来医療」のことです。また、患者が携帯できる装置を身につけて行う検査はambulatory monitoringと呼ばれます。例えばambulatory ECG monitoringとは、ホルター心電計（Holter monitor）と呼ばれる携帯型心電計を被験者の体につけて、長時間にわたって心電図を記録する検査法のことです。

inpatient / hospitalized patient　入院患者

入院して治療を受ける人をinpatientと呼びます。患者が入院することは、＜a patient is admitted to a hospital for（入院理由）＞や＜a patient is hospitalized for（入院理由）＞で表現します。

physician's office　診察室

医師が外来患者を診察する部屋のことです。clinicとも呼びます。physician's office testやoffice-based testは、臨床検査室（clinical laboratory）にサンプルを送らなくても、検査キットを用いて診察室で簡単に実行できる検査のことを意味します。

elective surgery
待機手術／選択的手術／予定手術

「〇月〇日に手術しましょう」と日を決めて行う手術のことです。手術の前には必要な検査や処置を行い、患者や家族に説明して、必要な医療スタッフを確保するという準備が十分に行える手術です。これに対して、事故にあったり、発作を起こして救急車で運ばれてきた患者について行う手術は、緊急手術（emergency operation）と呼びます。

day/ambulatory surgery　日帰り手術

患者を入院させずに、手術予定日に来院してもらい、手術後には帰宅してもらう手術のことです。アメリカでは、簡単な手術は日帰りで行うため、全米で行われる手術の半数以上が日帰り手術です。内視鏡（endoscope）などを使った患者への負担が軽い方法や、よく効いて早く醒める麻酔薬が開発されたなどの医療技術の発達が、日帰り手術を可能にしました。

ICU　集中治療室

intensive care unitの略。一般病棟（general ward）では対処できない、高度な管理が必要な患者が入る治療室のことです。冠動脈疾患（coronary artery disease）の患者用の集中治療室はCCU（coronary care unit）、新生児専用の集中治療室はNICU（neonatal intensive care unit）と呼ばれます。

invasive　観血的な／侵襲的な

診断や治療を行うときに皮膚や血管、開口部から器具を挿入するなど、出血を伴う操作を形容する言葉です。例えば観血的動脈圧測定（invasive arterial blood pressure monitoring）は、カテーテル（catheter）を血管に留置して、リアルタイムで血圧の変化を記録する技術です。

non-invasive　非観血的な／非侵襲的な

出血をみたり、X線を使うことなく診断や治療を行う技術や装置を形容する言葉です。非侵襲的診断法には、腕にカフを巻くタイプの血圧計を使う血圧測定から、エコー検査やMRI（造影剤を使わない場合）などの画像診断装置まで、さまざまな技術があります。

⇒ 病院の用語

self-limited　一過性の／自己限定性の／自己終息的な

特に治療を行わなくても、時間が経てば体に備わった防衛機能によって治ってしまう病気・症状のことを、self-limitedと形容します。a self-limited episode of upper gastrointestinal hemorrhage secondary to vomiting（嘔吐が原因で生じた一過性の上部消化管出血）のように使います。

patient presented with…　〜の状態で来院した

初診で来院したときの患者の状態を表すときに使う表現です。with以下に、来院したときの状態が書かれています。a five-year-old female patient presented with a one-week history of headache and vomiting（患者は5歳の女児で、頭痛と嘔吐が1週間続いたため来院した）などと使います。

prescribe　処方する

医師などが薬の種類、用法・用量や、理学療法などの治療法を指示することをいいます。＜(医師など) prescribe（薬剤／治療法）for（疾患／症状／患者）＞の形で使います。「処方箋」はprescription、処方箋を書く資格のある「処方箋発行者」をprescriber、処方箋がなければ買えない薬を「処方箋薬」(prescription drug)、処方を書く用紙をprescription formと呼びます。

dispense　調剤する

薬局で薬剤師が処方箋に従って薬を揃えることを「調剤する」と表現します。dispenseには「調剤して患者に渡す」という意味があります。＜(薬剤師など) dispense（薬剤）to patients＞の形で使います。

develop　（病気／症状が）現れる

influenza developed in 44% of the residents（入所者の44％にインフルエンザが現れた）のように、病気や症状を主語にして使います。the patient developed nausea and vomiting（患者に悪心と嘔吐が現れた）のように、患者を主語にする使い方がされることもあります。

improve　改善する

患者の容態が快方に向かうことをいいます。患者または症状を主語にして、the patient improved remarkably（患者は著しく改善した）や、headache improved within 2 hours（頭痛は2時間以内に改善した）などと表現します。

aggravate　悪化させる

＜（薬／処置）aggravate（症状）＞で、「薬／処置が症状を悪化させた」という意味になります。名詞形はaggravationで、patients may experience aggravation of the symptoms（患者の症状が悪化するかもしれない）などと使います。

relapse　（症状が）再発する／（患者が）悪い状態に戻る

病気の状態に戻ってしまうことです。動詞で使う場合は人を主語にして、one patient relapsed at 5 months（1名の患者は5カ月後に再発した）などと使います。病気が再発した患者はrelapsed patient（再発患者）と呼びます。＜relapse of（症状／病気）＞とは症状や病気が再発することで、the patient suffered a relapse of cancer（癌が再発した）などと表現します。

病院の用語

recur （症状／病気が）再発する

症状や病気が再び現れること。症状や病気、検査値異常などを主語にとり、the tumor has recurred（腫瘍が再発した）、あるいは after admission, abdominal distention recurred（入院後、腹部膨満が再び現れた）などと表現します。

clinical course 臨床経過／経過

病気が現れてから何らかの転帰（outcome=治る、後遺症が残る、死亡するなどの、病気の結果）をたどるまでにみられる推移を「臨床経過」と呼びます。単に course と表現することもあります。his clinical course is benign（患者の経過は良好である）や、the nodule followed a benign clinical course and resolved spontaneously（結節の経過は良好で、自然に消失した）などと使います。

natural history 自然史／自然歴

ある病気を治療しない状態のままにしたときにたどる経過を「自然史」と呼びます。例えばC型肝炎の自然史は「約60〜70%は慢性化して、その一部は肝硬変や肝細胞癌に至る」とされています。自然経過（natural course）も同じ意味で使います。

prognosis 予後

ある病気の患者が、その後どういう経過をたどるか（いついつまでに回復する、死亡するなど）を予測したものです。prognosis is good/poor（予後は良い／悪い、または良好／不良）で表現します。

diagnose　診断する

医師が、診察所見や検査結果をもとに患者の病名を決定すること。表現としては、＜(患者) is diagnosed with (病名)＞、または＜(患者 is diagnosed as having (病名)＞、＜(医師) diagnosed (病名)＞、＜(医師) diagnosed (病状) as (病名)＞、＜(医師) diagnosed (患者) with (病名)＞などの形で使います。

evidence-based medicine/EBM
根拠に基づく医療

現在得られている最良の根拠(evidence)をもとに個々の患者の治療を行うこと。文献から得られる情報と、医師個人の専門技術を活用する医療とされています。根拠とする文献は、信頼度の点から、Level Ia、Ib、IIa、IIb、III、IVと分類されています。例えばlevel Ia evidenceとは、複数の無作為化臨床試験(最も厳格な臨床試験)を対象としたメタアナリシスで得た根拠のことです。

critical path　クリティカルパス

治療の計画を示した予定表のことです。入院治療の場合、入院後に行われる検査、治療、手術、介護などの医療行為を順に並べ、担当するスタッフが示してあります。治療や退院に遅れが出ないよう、順序よく治療を行うための指標といえます。clinical pathあるいはpatient case path (PCP) などとも呼ばれます。

peer review　ピアレビュー

専門家の論文や調査結果を、同じ専門領域に属する専門家が第三者の立場から検討・評価すること。論文誌(peer review journal)では、編集部に属さない専門家が投稿論文を査読して掲載論文を選んでいます。

⇒ 病院の用語

impact factor　インパクトファクター

インパクトファクターとは、論文誌の影響力を示す指標です。学術論文では、他の論文から引用した場合はその箇所を明記し、論文の末尾に引用文献のリストを載せますが、ここのリストに登場した回数(被引用回数)を影響力の指標としています。例えば、論文誌Aの2009年のインパクトファクターは、[A誌に2007〜2008年に掲載された論文が2009年に引用された回数]÷[A誌に2007〜2008年に掲載された論文数]で求めます。同分野の論文誌を比較するとき、インパクトファクターが高い論文誌ほど影響力が大きいといえるでしょう。一般にインパクトファクターが高い論文誌ほど論文掲載が大きな業績とされるため、研究者は論文をインパクトファクターが高いところから投稿していくという、大学の偏差値ランキングにも似た状況が発生したりもしています。

インパクトファクターは論文誌に掲載された論文の被引用回数の平均値であり、特定の論文の影響力を直接示すものではありません。特定の論文や著者の被引用回数を示す指標としては、Essential Science Indicators (ESI)が使われています。

on　(薬)を使用中である

定期的に薬を用いている状態をonで表すことがあります。he was on aspirin for years (患者は数年間にわたってアスピリンを使用していた)などと表現します。

一方、「薬を使用していない」ことはoffを使い、the patient should be off aspirin for at least 10 days prior to testing (検査の10日以上前からアスピリンの服用を中止する必要がある)などと表現することができます。

culture and sensitivity　培養と感受性検査

C&Sと略します。培養とは、患者から得た検体(血液など)を培地に植えつけて起炎微生物(causative organism)を増やし、それが何かを特定する検査のことです。

感受性検査とは、原因微生物を植えつけたシャーレに抗生物質をしみこませたディスクを置くなどして、薬剤が微生物の増殖を阻止するかどうかをみる検査のことです。この2種類の検査を行えば、確実に効く薬がどれかがわかります。

empirical administration　経験的投与

感染症の患者に対して、起炎微生物が何か確認されていない状態で効きそうな抗生物質を投与することです。抗生物質はそれぞれ特有の強み（抗菌スペクトル）を持っています。理想をいえば、培養検査（culture）を行って、病原体の種類を明らかにしてその病原体に効く薬を投与すべきですが、検査結果が出るまで3〜4日はかかることから、まずは経験的に治療が行われることが多いようです。

⇒ 保険に関する用語

medical care insurance/medical insurance　医療保険

本人や雇用者があらかじめ保険料（premium）を支払っておき、けがや病気のために医療施設を利用したときは、保険機関が費用の何割かを負担するシステムのことです。

universal health coverage　（国民）皆保険

universal health insurance coverageとも呼ばれます。国民は全て、いずれかの医療保険に加入することを求めるシステムがとられている状態を「（国民）皆保険」と呼びます。アメリカ以外の西側諸国は、程度の差はありますが、皆保険的な保障があります。

⇒ **保険に関する用語**

reimbursement
（医療費）償還／診療報酬払い戻し

医療保険に入っている人（被保険者=insured(s)）は、病気になる前から保険者（insurer(s)）に保険料を支払っています。日本では健康保険（health insurance）、米国では民間保険会社（private health insurance company）がそれにあたります。保険者は、被保険者が受けた医療行為に対する費用の全額または一部を負担します。医療施設は、患者（被保険者）から医療費の自己負担分を受け取り、残りの医療費は保険者から受け取ります。保険者から医療機関への支払いを「診療報酬の払い戻し」と呼びます。

health insurance programs in Japan
日本の医療保険制度

日本では、1961年から国民の全員が何らかの被用者保険（society-managed employees' health insurance）または国民健康保険（national health insurance）に入ることが求められる「皆保険」のシステムがとられています。全ての医療費が保険でカバーされることはなく、利用する個人が負担する医療費（個室の差額ベッド料など）が健康保険法（the Health Insurance Law）で定められています。これは特定療養費制度（special healthcare expenditure）と呼ばれています。

medical fee　診療報酬

医療行為に対する料金のことです。日本では、それぞれの医療行為について料金が定められています。料金表にあたるものが社会保険診療報酬点数表で、この表の1点は10円にあたります。医療機関は、この点数表に基づいて保険者宛の請求書を作ります。一括の請求書にあわせて提出する具体的な治療内容と点数を示した請求明細書は、俗に「レセプト」と呼ばれます。

diagnosis procedure combination/DPC　診断群分類

日本では、医療機関の診療報酬は、個々の医療行為について定められた点数に基づいて支払われる「出来高払い方式」が用いられていますが、慢性期の入院治療などについては、包括的な点数が定められています。

2003年以降、高度な医療を提供する大学病院や国立がんセンターなどで、DPC (diagnosis procedure combination=診断群分類)に基づいて入院患者1日1人あたりの診療報酬額が定められ、これに応じた支払いがなされるシステムが導入されました。従来の出来高払いではなく定額支払いとなることで、無駄な医療行為が控えられます。適切な治療を行い早く退院させる医療施設ほど収入（診療報酬から経費を引く）が上がることとなり、医療の質が向上すると期待されています。

その一方、医療行為が少ないほど医療施設の利益が上がることから、本当に必要な医療行為がなされなくなる可能性もあり、治療成績の低下が生じるおそれもあるとされています。

⇒ 保険に関する用語

NHI drug price　薬価

日本でいう「薬価」は英語ではNHI drug priceと表現します。NHIはNational Health Insurance（国民健康保険）の略です。「薬価」とは、保険者が医療機関や調剤薬局に支払う薬の値段（薬価基準）のことです。日本では、厚生労働省が保険でカバーできる薬の種類とその価格（医療機関や調剤薬局が保険者に請求する値段）を定めた薬価基準表（NHI price list）を作っています。

ある薬が「薬価収載された」という表現は、薬価基準表にその薬がリストされたことを意味します。また「薬価差」（price discrepancy）とは、健康保険から支払われる薬の価格（薬価）と、実際に医療機関や調剤薬局が薬剤を買い入れるときの価格との差額のことです。薬価は定期的に改正されますが、年単位でしか変化しないのに対して、市場価格は競争によって激しく変動します。医療機関／調剤薬局が薬を安く仕入れるほど、医療機関／調剤薬局が手にする薬価差は大きくなります。

managed care　マネージド・ケア

アメリカで行われている、民間の保険会社の主導で医療を提供するシステムです。アメリカでは以前、出来高方式（fee for service）と呼ばれる、医師がよいと判断した治療を行いその料金を保険者に請求する方法がとられていました。しかし、この方法は医療費の高騰をまねき、保険会社は保険料を上げざるを得なくなり、契約者（雇用主など）を失うことになりました。

このため保険会社は、医療費高騰の状況を打開して、比較的安い保険料で妥当な医療を提供できるよう、保険会社が医療のコストを管理する保険商品を打ち出しました。これがマネージド・ケアです。health maintenance organization（HMO）、preferred provider organization（PPO）、point of service（POS）と呼ばれる、患者の選択の幅や負担度が違う3種類のシステムがあります。

アメリカでは、マネージド・ケアの普及により、医療費の伸びを抑え、医師過剰を防ぐという経済面の効果は得られましたが、先進医療や高い薬を思うように使えない状況も発生するなど、医療の質の低下が問題視されています。

utilization review　医療の適切性に関する審査

マネージド・ケアでは、医師は費用のかかる治療を行う前に保険会社に連絡して、その治療で発生する費用を保険会社が負担することを確認しなければなりません。保険会社が、その治療が適切かどうか審査するのです。これをutilization review（医療の適切性に関する審査）と呼びます。保険会社が不必要と判断した治療は保険でカバーされないため、実質的にはその治療が行えない状態になります。

health maintenance organization
HMO／会員制民間健康維持組織

アメリカで行われているマネージド・ケアの一形態で、保険料が比較的安く、患者の自己負担が軽いシステムです。患者には、主治医（primary care physician＝保険会社と契約した一般医）がつきます。患者はけがや病気のときは主治医にかかります。このとき主治医が高度な治療が必要と判断して、保険会社の審査委員会が高度な治療が必要だと認めた場合だけ、患者は保険会社と契約した専門医に差し向けられます。専門医も、その患者に対して行う治療内容について、保険会社の承認を受ける必要があります。

この制限によって医療費が低く抑えられ保険料が格安となるため、HMOは企業などの被雇用者にとってありがたい存在ですが、その一方で過小治療となる可能性も指摘されています。医師が患者に必要だと考える治療と、保険会社の審査担当者が妥当と考える治療には大きな開きがあることが多く、フラストレーションを感じる医師も多いようです。

preferred provider orgzaniation
PPO／特約医療機構

アメリカで行われているマネージド・ケアの一形態で、HMOよりも自由がきき、患者は主治医の診察を受けなくても、保険会社と契約している医療施設での診療を自分の意志で受けることができます。処方してもらえる薬の選択幅も広がります。契約外の医療機関で診察を受けることもできますが、この場合は患者の自己負担額が上がります。PPOの保険料と自己負担額は、HMOより割高です。

⇒ 保険に関する用語

point of service　POS／ポイントオブサービス

アメリカで行われているマネージド・ケアの一形態で、患者は、保険会社と契約している医療施設だけではなく、契約外の医療機関も選択することができますが、保険でカバーされるには、指定された主治医の事前承認が必要です。保険料は、HMOとPPOの中間程度です。

Medicare / Medicaid　メディケア／メディケイド

アメリカの公的な医療保険制度です（1965年創設）。「メディケア」は連邦政府が運営する高齢者向けの制度、「メディケイド」は州が運営する低所得者と身体障害者に向けた制度です。メディケアやメディケイドでカバーされない人は民間の医療保険に入りますが、個人で保険をかける余裕のない人々も多く、国民の7人に1人が無保険者（people without insurance, noninsure(s)）だといわれています。

National Health Service　国民保健サービス

NHSと略します。イギリスで1948年に導入された、誰もが無料で医療を受けられる公的医療制度です。病気になった人は近所のgeneral practitioner（GP＝かかりつけ医）の診察を受け、必要であればGPが病院に紹介します。現在では、予算不足からうまく機能しなくなり、1980年代からは手術待ちや入院待ちが解消されない状況が続いています。

⇒ カルテに使う表現

▶ medical record　カルテ／診療録／医療記録

医師が患者に行った治療を記録したものです。患者の氏名、生年月日、住所、病歴、病名、主な症状、薬の処方（medications prescribed）などの治療方法、検査所見（laboratory test results）などが書かれます。

▶ chief complaint　主訴

患者が来院する理由となった自覚症状のこと。epigastric pain of two months duration（ここ2カ月間、上腹部が痛む）などの患者が訴えることを聞きます。一般に、患者が用いた表現のまま記録されます。症例報告（case report）では、an 86-year-old white female presented with a chief complaint of having lesions on the palate（86歳の白人女性が口蓋の病変を主訴として来院した）といった表現が使われます。

▶ present illness　現病歴

主訴の発現日（date of onset）、症状の現れ方（mode of onset）、経過（course）、持続時間（duration）、発現部位（location）、他の症状や身体機能（other symptoms, body functions）、症状の悪化（exacerbation）・軽減（remission）などを記録します。

▶ past (medical) history　既往歴

今までにかかった病気の種類と時期、入院、事故、手術、輸血、アレルギーの経験などを記録します。特にない場合は、「既往歴に特記事項なし」（her medical history was unremarkable）などと表現します。

⇒ カルテに使う表現

family history/family medical history
家族歴

家族・血縁者の病歴に関する項目です。父親が糖尿病であるなどの情報を記入します。Mr.A.S. is a 34 y.o. male with a family history of CVD（A.S氏は34歳男性。循環器疾患の家族歴あり）などと使います。

最後に

これから医薬翻訳者を目指す人へ
医薬翻訳の仕事と学び方

医薬翻訳とは何を訳し、どんな特徴があるのか、仕事はどう進めるのか……
医薬翻訳の仕事の概要と学び方を知りましょう。
また、医薬翻訳者にとって重要な医学論文について詳しく解説します。

- 医薬翻訳とはどんな仕事か 224ページ
- プロになるための目標設定と学習指針 .. 226ページ
- 英語力を付けるには 229ページ
- 仕事のコツ 231ページ
- 医学論文を知る 233ページ
- 医薬翻訳に役立つ資料 237ページ

●医薬翻訳とはどんな仕事か●

何を訳すか：医薬品・医療業界全般の翻訳

　医薬品・医療業界で発生する翻訳を、医薬翻訳と総称します。製薬企業、医療機器企業、医師などの医療専門家、医薬系の広告代理店や出版社など、顧客はさまざまで、内容も広告のキャッチコピーや経営者のインタビュー記事から、製品パンフレット、医学論文や副作用報告に至るまで、硬軟取り混ぜた多様な案件が発生します。

　製薬企業からは、非臨床試験（動物実験）や臨床試験（治験）の計画書や報告書、副作用報告、添付文書、医師や患者向けのパンフレット、論文、社内の標準操作手順書（SOP）、契約書、プレスリリース、営業報告、会議資料、コレスポンデンスなどさまざまな文書の依頼があります。

　医療機器の場合は、医薬品と同じような文書が発生するほか、機器の取扱説明書や保守マニュアルの翻訳も発生します。医学的な知識のほか、コンピュータや機械に関する知識も必要となるのが特徴です。医薬品や医療機器のビジネスは国際的で、海外での承認申請や報告、海外の本社と日本支社とのやりとりなど、英語が必要となる機会はきわめて多く、翻訳のニーズは多くあります。

　医師や研究者らが国際的な学術論文誌に投稿する論文の英訳や、学会発表用のスピーチやスライドの英語版作成の仕事も発生します。投稿論文の場合、投稿先の論文誌の投稿規定に沿って論文を作成する、査読者のコメントに対する対応をサポートするなど、本文の翻訳にとどまらない息の長い仕事になることが多いです。

　広告企画提案書やマーケティングリサーチ、業界紙の記事など、業界関連企業で発生する翻訳も医薬翻訳者が手がけています。

業界の特徴：医薬品・医療機器業界は「規制業界」

　医薬品業界や医療機器業界は、「規制業界」と呼ばれます。研究・開発の段階から製造、販売、販売後の副作用報告に至るまで厳しい規制が課せられており、業界団体による自己規制も多いためです。新薬の承認申請に際して実施が必要とされる非臨床試験（動物実験）や臨床試験（治験）の手順や方法も事細かに定められ、各種のガイドラインも作成されています。医薬品の分析や分析手順は、「日本薬局方」と呼ばれる公定書に従って書かれています。医薬品の添付文書は、薬事法に基づき作成される法的根拠のある医薬品情報です。

　このように参照すべき公的な資料が多くあることは、翻訳に活用できる資料が豊富

にあり、翻訳者は良い仕事ができる環境にあることを意味します。これらの資料の多くはインターネット上で公開されており、誰でも自由に活用することができます。「資料がないので訳せません」という言い訳が通用しない世界です。

仕事の進め方

医薬翻訳で扱う文書は、300ワード前後の抄録から、大部のマニュアルまで幅がありますが、多くは原稿用紙で数枚～数十枚程度の文書です。仕上がりが原稿用紙30枚程度の医学論文を和訳する場合は、通常なら1～2週間で仕上げるよう依頼されます。特急の場合は2～3日ということもあります。厚生労働省への提出が求められる副作用報告の場合は、当局への提出期限が決まっているので(副作用の内容によって7日報告と14日報告の2種類)、迅速な対応が求められます。

英日翻訳と日英翻訳の需要

英日翻訳、日英翻訳とも多く発生します。外資系企業や海外との取引の多い企業の場合は、同テーマの英訳と和訳が継続して発生することも多く、どちらもこなせる翻訳者が重宝されます。翻訳者の立場から言えば、和訳と英訳の両方をこなすことで伸ばせる能力もあるので、「英語を書くのは苦手だから」などと躊躇せず、英訳にも取り組むことをお勧めします。両方向に取り組むことで和訳の力も確実に上がります。

翻訳はターゲット言語のネイティブ翻訳者が行うのが基本ですが、医薬翻訳には高度な専門知識が必要であるため、医薬関連の内容を理解でき、英語を母語とする日英翻訳者だけでは膨大な翻訳需要をまかなうことができません。日本人翻訳者も英訳に取り組み、日本からの情報発信をサポートする必要があります。

●プロになるための目標設定と学習方針●

医薬翻訳者に必要な知識

　医薬品に関する文書を翻訳する場合は、新薬の開発プロセスや承認申請、市販後の安全対策の大筋を理解し、生物学、生化学や薬理学の基礎知識を最低限身に付けておく必要があります。糖尿病の仕事がくれば糖尿病、脳卒中の仕事がくれば脳卒中と付け焼き刃的な勉強をして対処することはできますし、実際のところ翻訳者の多くは専門分野を即席で学びながら仕事をするのですが、「なぜ薬が効くのか」「なぜこのような試験を行うのか」という根本的なところはしっかりとわかっていないと、顧客を満足させる仕事はできず、仕事をしていても楽しくないでしょう。

　また、臨床試験の場合はICHガイドラインのE2A、E6とE9は必須である、分析関係では日本薬局方が必見である、論文を訳すときは参考文献リストを活用して引用文献の中身まで確認すればヒントが見つかるなどといった、資料の活用法も重要な知識です。翻訳は、辞書や自分の頭に入っている知識だけで進める仕事ではありません。使えるものを総動員する能力が問われる仕事です。インターネット上の情報をいかに上手に活用するかというノウハウも、翻訳の質を決める大きな要素です。

医薬やバイオは良いと言いますが……

　「医薬は安泰だ」や「バイオは良いらしい」といった理由で医薬翻訳に関心を持つ人も多いと思いますが、医薬やバイオを専門とする翻訳者を目指す前に、翻訳に必要な基礎知識を習得する力と時間があるのか、専門家が専門家に向けて書いた文章を理解できるようになれるのかをよく自問してください。医学やバイオテクノロジー関連の日本語論文を読んでみて、理解できるか、どれほど勉強すれば理解できるようになるか判断してみるのもいいでしょう。例えば、Googleで［実験医学　無料記事］で検索すれば、無料で閲覧できるバイオテクノロジー系の論文がヒットしますので、いくつか読んでみてください。いかがでしょう。意味はわかりましたか？ これが英語で書かれていたら訳せそうですか？

　翻訳は、「辞書で拾った言葉をつなげておしまい」という作業ではありません。わからない文章をわからないまま訳しても、商品にはなりません。ストレスばかりがかかります。「この訳文は自分にはわからないけれど、文法的に見て原文は反映している。専門家なら理解できる」ということは決してありません。翻訳者自身にわからない訳文は、誰が読んでもわからないのです。

医薬翻訳と一口に言っても範囲は広く、プロの医薬翻訳者でも「英訳はしない」「バイオテクノロジー関連は請けない」「臨床関係は苦手」「特許が絡むと無理」などと、それぞれ長所と弱点を持ち、自分の力を最大限に生かせる範囲で仕事をしています。プロだからといってどんな仕事でも請けているというわけではありません。今からプロの翻訳者を目指す人は、自分の能力を冷静に判断し、伸ばせるところに力を注いでください。

市場とライバルの把握を

これからプロを目指す方にとって必要なのは、市場とライバルの動向の把握です。例えば臨床試験や非臨床試験の計画書や報告書の和訳は多く発生しますが、これを得意とする翻訳者は多く、専門知識ゼロの状態から始めるのは得策ではないでしょう。臨床試験の契約書、医療機器の保守マニュアル、企業買収や決算報告についてのプレスリリース、マーケティング資料など、医薬品開発とは別種の知識が必要で人材が不足気味の分野を狙えば、十分に仕事が確保できるかもしれません。

今から飲食店を始めたい人なら、開業に先立ち、出店場所に人通りがあるか、ライバル店が近くにないか、顧客に満足してもらえる料理が出せるかなどを十分に考えるはずです。「今は不況だからラーメン屋は固い」という理由だけで開業しても、店はたちゆきません。医薬翻訳も同じです。自分の何を売るのか、どんな製品を作れるようになるのか、自分でよく判断して、努力が無駄にならない方向で計画を立ててください。

基礎知識の習得法

医薬翻訳には専門知識が必要ですが、やみくもに専門書を読みあさっても翻訳力は上がりません。医薬翻訳者として知っておきたい基本知識は、例えば「血液中の薬物濃度と薬の効果には密接な関係がある」「薬物と受容体は鍵と鍵穴の関係」などという、薬理学の教科書の冒頭に出てくるような内容です。その他、免疫学や分子生物学の基本や、医薬品の研究開発や承認申請の流れも知っておきたいところです。

大学教育への橋渡しとして出された『好きになる』シリーズ（講談社刊）、製薬企業で新人研修に使われるテキスト『MR研修テキストⅠ～Ⅲ』（公益財団法人MR認定センター刊）、医薬品業界を知るための『よくわかる医薬品業界』（日本実業出版社刊）など、一般向けで優れた内容の書籍をよく読んで、効率的に理解を深めてください。専門書が読みたい方は、その後にどうぞ。

必要な英語力

　英日翻訳の場合、読まなければならない英語は原文だけではありません。参考文献の抄録や全文を参照して翻訳のヒントをつかんだり、インターネット検索の結果をざっと読む英語力が必要です。最初は原文に取り組むだけで精一杯で、「参考文献をあたるのはとても無理」という状況だと思いますが、早い段階から英語資料を活用する習慣をつけましょう。最初は時間がかかりますが、将来への投資と思ってしっかり時間をかけてください。力が付けば作業時間は必ず短縮します。

　日英翻訳の場合、直訳にとらわれず、「この状況を英語ではどう表現するのか」を考えながら翻訳する必要があります。インターネット検索を利用して、応用できる表現を探し出したり、使いたい表現が通じるかどうかを確認するなどして、より英語らしい表現に近づけましょう。

英訳者になるには

　英訳者になりたいと思う方は、専門的な内容がわかる英文校閲者と一緒に仕事をする道を模索してください。英日翻訳の経験を積み、情報検索の技術を磨き、翻訳の仕事の流れがわかった段階で英訳に挑戦していくのが良い計画だと思います。

　フリーランスの翻訳者が翻訳会社から英訳の仕事を請ける場合は、翻訳者が訳文を納品し、翻訳会社側で英文校閲を行った上でクライアントに納品する方法が一般的です。翻訳会社側が英文校閲の結果を翻訳者にフィードバックすることもありますが、毎回あるわけではなく、また原文の内容をよく知る校閲者が担当するとは限らず、翻訳者は自分の訳文の評価を知りづらい立場に置かれます。翻訳の技術を上げるには、理想的とは言えない環境です。英訳の腕を磨きたいのであれば、環境の整備から始める必要があります。

　英訳の勉強に取り組む際は、無理に自分で文章を作ろうとは思わずに、原文と似た内容の英語をよく読み、自然な表現を借りる技術を磨くことを目標に学習します。内容がわかる英文校閲者のチェックを受けることも考えてください。費用はかかりますが、力は付きます。

　英訳の勉強が進み、英文校閲者と組めば仕事がこなせるレベルまで上達したら、翻訳者自身が校閲者と組み、校閲込みで仕事を請ける道を探りましょう。この方法で仕事を請ければ、自分の書いた英語を校閲者に見てもらい、チェックの段階で出てきた疑問点を解決した状態で納品することができます。これは技術を上げたい翻訳者にとっても、品質の高い翻訳が欲しい翻訳会社にとっても良い方法でしょう。このよう

な環境で英訳の作業を何年も続ければ、かなりの上達が期待できます。

また、ここで気をつけたいのは、英文だけを見てチェックする英文校閲者ができる作業は、文法上の誤りの訂正や、より自然な言い回しを呈示する程度でしかないということです。校閲者が読んだときに何が書いてあるかわかる品質の英語でなければ、校閲者には手の施しようがありません。英訳の9割以上は翻訳者の力で決まります。英訳には和訳と違った面白さ、楽しさがあります。ぜひ挑戦してみてください。

●英語力を付けるには●

英和辞書にばかり頼らない

英和辞書は便利ですが、足かせになる場合もあります。日本語と英語は大きく異なる原語で、多くの場合、英単語と日本語の単語は一対一の対応はしません。専門用語の場合は、心筋梗塞＝myocardial infarction、糖尿病＝diabetes mellitusまたはdiabetesなどと訳語が決まっているため専門用語辞書は有用ですが、一般的な単語は文脈によって訳し分けが必要です。英和辞書に載っている訳語は特定の文脈では使えますが、別の文脈ではおかしな表現になることも多いです。翻訳では辞書に載っている訳語しか使ってはいけないという決まりはないので、英和辞書に頼りすぎず、生きた文例を参照するテクニックを編み出してください。

英英辞典を活用する

英和辞典よりも、英英辞典を活用してください。コウビルド英英辞典やマクミラン英英辞典などの英語学習者向けの辞書で、辞書データのCD-ROMが付録についているものがお勧めです。CD-ROM版の辞書をパソコンですぐ立ち上げられるようにしておき、簡単な単語も丹念に調べる習慣をつけましょう。

例えばcommonという単語は、英和辞書では次のように書かれています。

1	共通の, 共同の, 共有の; 一般の (general); 公衆の, 公共の (public).
2a	普通の, 並みの, よくある; だれでも知っている, あたりまえの; ありがちな
2b	ありふれた, 平凡な, 通俗な; 卑俗な, 下品な.
3	【解】総合の, 共通の; 【数】共通の, 公…;

出典：リーダーズ英和辞典（抜粋）

最後に 医薬翻訳の仕事と学び方

ある英英辞典では、commonは次のように説明されています。

1	frequent	2	used/done etc by group
3	ordinary	4	reaching usual standard
5	of low social class		

　これに続いて説明があり、第1義のfrequentは "happening frequently, or existing in large amounts or numbers" とされており、commonは頻度の表現であることがわかります。医学論文で出てくるcommonは頻度表現であることが多く、"Stomach cancer is the most common cancer in the world" は「世界的で最も患者数の多い癌は、胃癌です」という意味です。「ありふれた」とか「普通の」ではありません。英和辞書を見ているだけではcommonの表現であることに気づけませんが、英英辞典を見ればすぐにわかります。

　普段から英英辞典を参照するようにすると、英語を理解する力が向上します。日々活用してください。

文法書を参照する

　Michael Swan著の『Practical English Usage』と、この本の和訳版である『オックスフォード実例現代英語用法辞典』(研究社刊)を手元に置き、いつでも参照できるようにしましょう。英語学習者向けに英語で書かれた文法書ですが、日本語版だけでも十分役立ちます。

　冠詞や数の表現は日本人が不得意とするところです。英語には日本語にない文法事項(冠詞、単数形・複数形の別、現在完了などの時制など)がありますが、英語が苦手な人はこのような情報を読み取れず、単語だけを拾い読みして曖昧な訳を作ってしまいがちです。確実に読解できるよう、基本的な文法事項をよく学びましょう。

●仕事のコツ●

電子環境を最大限に活用する

　今は翻訳の元原稿の多くは、電子ファイルで届きます。紙やスキャンで届いてもOCR（光学的文字認識）処理で素早く電子化できるようになりました。こういった電子ファイルを訳すときは、原文に上書きするのではなく、それぞれの原文の下に訳文を書き入れる形で翻訳作業を進め、翻訳を終えてから原文と訳文を照合して確認し、その後原文を消去するようにすれば、目も疲れず、訳抜けの発生率も下げることができます。数値は極力手入力をせずにコピー＆ペーストで処理することを習慣づければ、転記ミスも防げます。

　疑問が残る箇所は文字色を変えて入力したり、コメント機能を使ってコメントを書き入れたり、参考になるサイトのURLを貼っておくなどすると、仕上げ作業が楽になります。

　原文を消す前の原文と訳文が交互に入っているファイルは別名で保存しておくと、次に似た内容の仕事をする際の参考資料として役立ちます。

＜翻訳作業の流れ＞

Step 1. 原文に段落の区切りを入れる
Having Problems with High Blood Glucose
【段落】
　For most people, blood glucose levels that stay higher than 140 mg/dL (before meals) are too high. Talk with your health care team about the glucose range that is best for you.
【段落】

Step 2. 訳文を入力。原文は残す
Having Problems with High Blood Glucose
高血糖で生じる問題
【段落】
　For most people, blood glucose levels that stay higher than 140 mg/dL (before meals) are too high.
血糖値が常に140 mg/dLを越える状態(特に食前に高い状態)は、ほとんどの人には高すぎます。
Talk with your health care team about the glucose range that is best for you.
医療チームと相談して、あなたに最適な血糖値の目標値を決めましょう。
【段落】

Step 3. 確認後、原文を削除
高血糖で生じる問題

> 血糖値が常に140 mg/dLを越える状態(特に食前に高い状態)は、ほとんどの人には高すぎます。医療チームと相談して、あなたに最適な血糖値の目標値を決めましょう。

　SDLTradosなどの翻訳支援ツールを活用すれば、原文と訳文のペアを見ながら作業を進めることができるほか、原文と訳文の組み合わせをメモリに保存して再利用したり、用語集を参照したり自分で構築する作業が格段に楽になります。製品は各種出ているので(「翻訳支援ツール」や「翻訳メモリ」で検索してください)、様々なソフトを試してみたり、入門セミナーを受講してみるなどして、自分にあったものを選ぶとよいでしょう。使い慣れれば、翻訳作業の効率化につながります。

インターネット検索を利用する

　インターネット検索には、さまざまな利用法があります。
1. 定義を知る、網羅的に知る
　翻訳対象の疾患や医薬品について網羅的に知りたい場合は、疾患名や医薬品名でインターネット検索して、最初のページに出てくるコンテンツから読みやすそうなものを読みます。「検索が下手で何万件もヒットする」と言う人も多いですが、何万件ヒットしても気にしないというのがこの場合の最大のコツです。情報を確認するには、トップページに上がったコンテンツから選んで読めば十分です。

　用語の定義を知りたいときは、知りたい用語に「とは」をつけて検索します。例えば「ドラッグラグ」という用語の意味を知りたいときは、検索窓に［ドラッグラグとは］と入力して検索します。検索結果には、その用語を知らない人に向けて簡潔に説明するコンテンツが含まれます。

2. コロケーション辞典として活用する
　訳文を作っていると、言い回しが気になることがあります。日本語であれ英語であれ、訳文は読んでいて自然に感じられる言葉のつながりであってほしいのですが、不案内な専門用語や外国語では自分では判断しかねる部分があります。このようなコロケーション(言葉の組み合わせ)の判断材料としてインターネット検索を利用します。例えば［努力は］で検索して検索結果を見れば、「惜しまない」「認める」「報われる」という言葉との組み合わせが多いことがわかります。［努力を］で検索すれば「積み重ねる」「する」「踏みにじる」「怠らない」などとの組み合わせが多いことがわかります。こういった情報を元に文脈に合った表現を選べば、より自然な訳文が作れます。

　英語の場合はGoogleで［"will * our effort"］と入力して検索すれば、"will appreciate our effort to provide..." "will concentrate our effort on improving..." "will strengthen our effort to bring" "will intensify our effort to" などと文例が上がってきて、どういう動詞が使われ、effort以下はどうつなげるのかを知るヒント

が即座に得られます。

3. ヒット件数で使用頻度を知る

検索のヒット件数で使用頻度を知ることができます。先の例で言えば、「努力を強化する」という意味の英文を作りたいときは "will strengthen our effort" は68,900件、"will intensify our effort" は5,390件とどちらも広く使われているけれどもstrengthenの方が使用頻度が高いと判断することができます。

ヒット件数で判断するときの目安としては、特殊な医学用語や試薬など、ヒット件数がかなり少ないと思われる場合を除けば、数千件ヒットすれば十分使えます。逆に訳文で使おうとしている表現を検索して数件しかヒットしないときは、一般的な表現とは言えず、他の表現を探ったほうが良いと判断することができます。英訳の場合、ヒットした表現のほとんどが日本人の英語表現であった場合は、英語圏で一般的な表現を探ったほうが良いと判断することができます。

●医学論文を知る●

研究者は英語論文を医学雑誌に投稿

医学論文とは、医師や研究者が書く報告書のことです。このような医学論文を掲載する医学雑誌は数多くあり、内容は基礎研究、臨床研究全般、感染症、小児領域、歯科、麻酔科、循環器系……と細分化されています。国内で発行されている日本語の論文誌もありますが、研究成果を国際的に認めてもらうには論文は英語で発表する必要があるため、各国の研究者は英語論文を国際的な論文誌に発表しています。

査読システムが特徴

医学雑誌の大きな特徴は、査読システム(peer review)がとられていること。投稿された論文は、同じ専門分野の研究者が読み、内容を検証します。掲載の見込みのある論文については査読者(reviewer)が改善点を指摘してくれるので、著者はこれに沿って論文を改稿し、提出後受理されれば掲載の運びとなります。

論文誌にはランクがあり、上位ランクとされる雑誌ほど受理されにくく、下位ランクに行くほど受理されやすい傾向があります。大学入試と似たようなものと考えるとわかりやすいでしょう。大学の偏差値にあたる指標がインパクトファクター(impact factor)という指標で、この数が大きいほど影響度の高い雑誌とされています。

論文の種類

　論文誌に掲載される論文には、いくつかの種類があります。原著論文(original article)は研究報告書で3000ワード前後の論文、症例報告(case report)は医師が経験した患者の状態や治療についての報告書、総説(review article)は特定分野の研究論文を数多く引用しながら論じる論文、短報(short article)は原著論文ほど長くはない医学論文です。

　原著論文の場合、抄録(Abstract)、緒言(Introduction)、方法(Methods)、結果(Results)、考察(Discussion)、参考文献(References)、図表(Figures and Tables)で構成されています。「抄録」は論文の内容を300ワード程度にまとめたもの、「緒言」は現状や研究を行うに至った背景、「方法」には臨床試験なら被験者の選択基準、割り付け方法、調査項目、統計解析などが示されます。「結果」は得られたデータを示す部分で、「考察」は他の研究者らが行った研究結果なども引用しながら得られた結果の意味を論じる部分です。

参考文献

　医学論文は過去の研究で得られた知見を踏まえて自分のデータを示すものであり、他の論文を数多く引用します。原著論文の場合、1本の論文に30本前後の論文を引用します。本文中で引用した箇所には番号をつけ、参考文献欄で引用した論文の一覧を示します。

　引用した論文は、著者名、論文のタイトル、掲載誌名、巻数、号数、ページ数、発行年で示します。この情報を「書誌事項」と呼びます。例えばCirculation誌の掲載論文では、このように示されています。

> 1.　Thomson JA, Itskovitz-Eldor J, Shapiro SS, Waknitz MA, Swiergiel JJ, Marshall VS, Jones JM. Embryonic stem cell lines derived from human blastocysts. Science. 1998; 282: 1145–1147.
> 　　　　　　　　　　　　　　　　　　　　　①　　　②　　　③　　④　　⑤　　⑥

①：著者名　②：論文タイトル　③：掲載誌
④：発行年　⑤：巻数　⑥：ページ数

参考文献はヒントの宝庫

　論文の英日翻訳をするときは、参考文献を翻訳する必要はありません。このため、翻訳不要だからと読まない人がいますが、これは大変もったいないことです。翻訳の作業中、原文の意味がよくわからない箇所が出てきた場合は、問題の文章かその前後

の文章で参照されている参考文献の書誌事項を確認して、その論文の抄録を読めば、疑問が解決することが多いのです。翻訳者にとって参考文献リストは情報の宝庫なので、しっかり活用しましょう。

論文データベース

　研究者が論文を書くときは、数多くの論文誌に掲載されるさまざまな論文から引用する論文を探し出します。論文誌を片端から読んだところで時間ばかりかかり、欲しい論文を簡単に見つけることはできません。研究者は、書誌事項と抄録だけ抜き出された、「二次資料」と呼ばれるデータを活用します。以前はこの二次資料は書籍でしたが、今は無料で誰でも利用できる論文データベースがインターネット上に公開されています。

　代表的な論文データベースが、米国国立医学図書館が提供している PubMed (http://www.ncbi.nlm.nih.gov/pubmed)です。論文を訳していて参考文献の抄録を参照したいと思ったときは、検索窓に書誌事項(タイトルの全部か一部、著者名、ページ数のうち2～3項目)を入力して検索をかければ、欲しい論文がすぐに見つかります。

　前述の参考文献を PubMed で探してみましょう。

　書誌事項を組み合わせて検索窓に入力し、Search ボタンを押します。

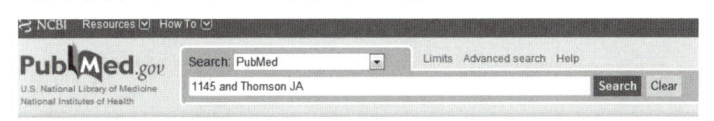

　論文のページが現れます。キーワードに該当する論文が複数ある場合は、該当論文のリストが現れるので、さらにキーワードを加えて検索するか、リストから欲しい論文を探し出します。

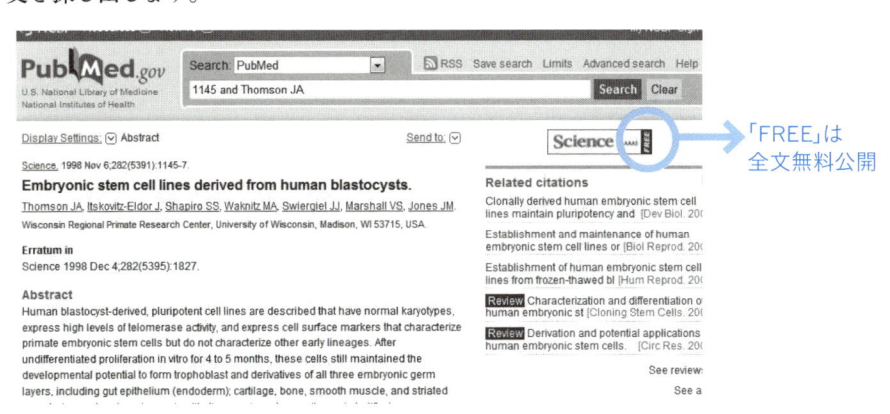

「FREE」は全文無料公開

全文が無料で公開されている場合は、"FREE"という文字の入った論文誌のボタンが現れるので、これをクリックすれば論文の全文を公開しているページにアクセスすることができます。

論文誌サイト

医学論文は紙版の冊子形式で発行されていて、昔は研究室や大学の図書館で読むか、自分で購読するしかなかったのですが、インターネット時代の今は、学術雑誌が専用サイトを持ち、最新号の目次や抄録を無料で読めるようになっています。紙版の購読者は紙版と同じデータを電子版でも読むことができます。購読者ではなくても論文単位で購入（1本につき5〜30ドル程度）することができます。『JAMA』(http://jama.ama-assn.org/)、『Circulation』(http://circ.ahajournals.org/)や『New England Journal of Medicine』(http://www.nejm.org/)は、いずれも数年前の論文は無料で閲覧することができるので、読んでみてください。

翻訳の勉強で英語と日本語を併読したいと思う人は、『New England Journal of Medicine』の本家サイト(http://www.nejm.org/)と『The New England Journal of Medicine 日本版』(http://www.nankodo.co.jp/yosyo/xforeign/nejm/xf2hm.htm)のサイトを活用してください。日本語版のサイトでは主な論文の抄録の日本語訳が掲載されているので、翻訳の勉強になります。

また『Nature』の日本向けサイト(http://www.natureasia.com/japan/nature/)では、目次とハイライトが日本語で読めるので、英語の抄録と対比させて読みましょう。

日本語で発表される論文については、科学技術振興機構(JST)が提供する国内発行学会誌・報告書のデータベース「J-STAGE」(http://www.jstage.jst.go.jp/browse/-char/ja)や、国立情報学研究所が提供する論文データベース「CiNii」(http://ci.nii.ac.jp/)で、疾患名や薬剤名でキーワード検索をかけて論文を検索しましょう。

●医薬翻訳に役立つ資料●

＜書籍＞

◎『よくわかる医薬品業界』（長尾剛司著、日本実業出版社刊）
就活生の業界ガイドとして評価の高い本ですが、医薬翻訳の背景を知る資料としても有用です。製薬企業での研究開発やMRの活動から臨床試験、法規制、薬価制度、医薬品卸業やドラッグストアまで簡潔に説明されています。

◎『MR研修テキストⅠ～Ⅲ』
製薬企業で営業担当者として活動するMR（医薬情報担当者）の新人教育に使われるテキスト。薬学出身者以外も対象としたテキストなので、基礎から書かれています。ウェブサイトから購入可能です（http://www.mre.or.jp 公益財団法人MR認定センター）。

◎『好きになる』シリーズ（講談社刊）
『好きになる』シリーズは、基礎知識の構築に向けた入門書として役立ちます。生物学、生理学、分子生物学、免疫学など、医薬品と関係の深い分野から読んでみましょう。

◎『医学論文を読む─臨床医に必要な統計学の基礎』
（森田茂穂訳、メディカルサイエンスインターナショナル刊）
医学論文を読み解くために必要な統計学の基礎を、難しい数式を使うことなく丁寧に説明した本です。

＜WEB＞

◎ICHガイドライン
https://www.pmda.go.jp/int-activities/int-harmony/ich/0070.html
医薬翻訳者の必須資料です。読みながら用語集を作っておきましょう。将来必ず役に立ちます。

◎独立行政法人 医薬品医療機器総合機構
　http://www.pmda.go.jp/
医薬品・医療機器の承認審査や安全対策業務を行う独立行政法人のウェブサイトです。トップページから医療用医薬品の添付文書の検索ページ「医療用医薬品の添付文書情報」(http://www.info.pmda.go.jp/info/iyaku_index.html)や医療機器の添付文書の検索ページ「医療機器の添付文書情報」(http://www.info.pmda.go.jp/info/iryo_index.html)に入れます。

◎ PubMed
　http://www.ncbi.nlm.nih.gov/pubmed
ライフサイエンス分野の論文データベースです。使い方を知りたい方はインターネットで［PubMed 使い方］で検索してください。

◎ The New England Journal of Medicine
　http://www.nejm.org/
権威ある総合医学雑誌。週刊です。
日本版 NEJM サイト(http://www.nankodo.co.jp/yosyo/xforeign/nejm/xf2hm.htm)と併読しましょう。

◎日本の薬事行政
　http://www.jpma.or.jp/about/issue/gratis/index2.html
日本の薬事行政についてまとめた PDF 書籍の日本語版と英語版が、厚生労働省の組織、国立医薬品食品衛生研究所のサイト内にあります。英語版を併読すれば、英訳に役立ちます。

◎日本薬局方
　http://www.mhlw.go.jp/stf/seisakunitsuite/bunya/0000066530.html
医薬品の規格基準書。厚生労働省のサイトで、英語版、日本語版ともに公開されています。「通則」は必読。「やや溶けやすい」は "soluble" に相当するなど、表現上の決まりがわかります。

医薬翻訳者のための英語

Index

英文索引 240ページ
（英語―日本語―ページ数）

和文索引 255ページ
（日本語―ページ数）

● 英文索引　英語―日本語―ページ数（アルファベット順）

A

absorbance	吸光度	187
absorption	吸収	18
acclimation	馴化（じゅんか）	99
active	薬理活性を持つ	23
active drug	実薬	132
additive effect	相加作用	39
adherence	アドヒアランス	137
administer	投与する	12
administer in the diet	混餌（こんじ）投与する	101
adverse drug reaction	副作用	137
adverse event	有害事象	137
adverse reactions	副作用	47
aerobe(s)/aerobic bacteria	好気性菌	57
affinity	親和性	36
agar dilution method	寒天平板希釈法	62
agar plate	寒天平板	62
aggravate	悪化させる	211
agonist/stimulant	作動薬／刺激薬／アゴニスト	36
AIDS	後天性免疫不全症候群／エイズ	68
albumin	アルブミン	165
aliquot	(〜)ずつ	182
ALP	アルカリホスファターゼ	169
ambulatory	外来（診療）の／携帯型機器を用いた	208
aminoglycoside	アミノグリコシド系抗生物質	66
anaerobe(s)/anaerobic bacteria	嫌気性菌	57
analog	誘導体／類縁物質	197
antagonist/blocker	遮断薬／拮抗薬／アンタゴニスト／ブロッカー	36
antedrug	アンテドラッグ	43
antibacterial agent	抗細菌剤（薬）／抗菌剤（薬）	56
antibacterial spectrum	抗菌スペクトル	58
antibiotic	抗生物質／抗生剤	55
antibody	抗体	88
antibody titer	抗体価	90
antigen	抗原	88
antigenic drift	抗原連続変異	69
antigenic shift	抗原不連続変異	69
antimicrobial agent	抗微生物剤（薬）／抗菌剤（薬）	55
antimicrobial disc [disk] susceptibility test	ディスク法	61

English	Japanese	Page
antimicrobial susceptibility test	薬剤感受性試験	60
aPTT	活性化部分トロンボプラスチン時間	174
AUC	血中濃度時間曲線下面積	25
Authorized generic	オーソライズドジェネリック	197

B

English	Japanese	Page
bacteria	細菌	54
bactericidal action	殺菌作用	67
bacteriostasis	静菌作用	67
base pair	塩基対（つい）	76
base sequence	塩基配列	77
baseline	ベースライン／基礎期	135
B cell	B細胞	91
bedding	床敷（とこしき）	100
beta-lactam	βラクタム系抗生物質	65
bias	偏り／バイアス	154
bid	1日2回	15
bilirubin	ビリルビン	167
bioavailability	バイオアベイラビリティ	29
biobetter(s)	バイオベター	202
bioequivalence study	生物学的同等性試験	29
biologic(s)	生物学的製剤	201
biosimilar(s)	バイオシミラー	201
biphasic elimination	二相性の消失	26
bleeding time	出血時間	174
blinding	盲検化	132
blister package	PTP包装	49
blockbuster drug	画期的新薬／ブロックバスター／ピカ新	197
blood biochemistry	血液生化学的検査	164
blood coagulation	血液凝固	174
blood concentration	血中濃度	24
blood glucose level/fasting blood sugar	血糖値／空腹時血糖	166
blood urea nitrogen	尿素窒素	168
body weight gain	体重増加	107
brand-name drug	先発品	196
bridging study	ブリッジング試験	125
broad-spectrum antimicrobial agent	広域抗生物質	58
broth dilution method	液体培地希釈法	61

C

English	Japanese	Page
cage	ケージ	100
carcinogenicity study	がん原性試験	106
cardiac catheterization	心カテーテル検査	176
careful administration	慎重投与	46

case report form	調査票	130
case-control study	症例-対照試験	126
causal relationship	因果関係	138
causative organism	起炎菌／起炎微生物	64
cell line	細胞株／株化細胞	115
cellular immunity	細胞性免疫	90
centrifugation	遠心分離／遠心（法）	181
cephem	セフェム系抗生物質	66
characteristics of patients/ baseline characteristics	患者背景	135
chemical name	化学名	40
chemotherapy	化学療法	67
chief complaint	主訴	221
cholesterol	コレステロール	166
chromosomal aberration test with mammalian cells in culture	哺乳類培養細胞を用いる染色体異常試験	114
chromosome	染色体	76
clearance	クリアランス	30
clearing	透徹（とうてつ）	179
clinical course	臨床経過／経過	212
clinical isolate	臨床分離株	58
clinical laboratory/laboratory	臨床検査室	162
clinical practice	診療	207
clinical setting	医療現場／医療の場／臨床状況	207
clinical trial/study	臨床試験／治験	120
cluster of differentiation	CD分類	92
cocci	球菌	57
cohort study	コホート研究	126
colony forming unit	コロニー形成単位	63
community-acquired infection	市中感染（症）	64
community-based study	地域を対象とする研究／地域研究	127
company code name	開発記号／開発番号	40
company core data sheet	企業中核データシート	142
company core safety information	企業中核安全性情報	142
comparative study	比較試験	124
computer-aided rational drug design	合理的薬物設計／ラショナルドラッグデザイン	195
concomitant medication	併用薬	134
confidence interval	信頼区間	157
confounding	交絡	154
conjugation	抱合	20
contract research organization	医薬品開発業務受託機関	129
contraindicated	〜には禁忌である	45

English	日本語	Page
contraindication	禁忌	45
control	対照	102
control group	対照群	103
control substance	対照物質	103
cover slipping/mounting	封入	179
creatinine	クレアチニン	168
creatinine clearance	クレアチニンクリアランス	169
critical path	クリティカルパス	213
crossover study	クロスオーバー試験	125
culture and sensitivity	培養と感受性検査	214
cytochrome P-450	チトクロームP-450	20

D

English	日本語	Page
day/ambulatory surgery	日帰り手術	209
decode	解読する	82
dehydration	脱水	179
deparaffinization/hydration	脱パラフィン／水和	178
detailing	拡宣	194
develop	（病気／症状が）現れる	211
diagnose	診断する	213
diagnosis procedure combination /DPC	診断群分類	217
diet	飼料	100
differential blood count	白血球分画	163
differentiation	分化	89
differentiation antigen	分化抗原	92
direct bilirubin	直接ビリルビン	168
disinfection	消毒	56
dispense	調剤する	210
distribution	分布	18
divided doses	分割投与	15
DNA	デオキシリボ核酸	75
dosage	用量／投与量／投与量の決定	13
dosage and administration	用法・用量	46
dosage form	剤形／剤型	14
dosage regimen	用法	14
dose	用量／投与する	13
dose-dependent/dose-related	用量依存的な	17
dose/dosing frequency	投与の頻度	15
dose/dosing interval	投与間隔	14
dose range finding study	用量設定試験	108
dose-response curve	用量反応曲線	17
dose-response relationship	用量反応関係	17

dosing regimen	用法	14
dose titration	用量漸増法	16
double dummy method	ダブルダミー法	132
double-blind study	二重盲検試験	123
drug	薬物／薬剤／薬	131
drug delivery system	ドラッグデリバリーシステム	44
drug interaction	薬物相互作用	21
drug interactions	相互作用	47
drug lag	ドラッグラグ	200
duplicate	繰り返す	182
duration of action	作用時間／作用持続時間	38
duration of administration	投与期間	16

E

ED_{50}	50％有効量	28
effective	抗菌力を示す	60
effective dose	有効量	16
efficacy	有効性／効き目	39
elective surgery	待機手術／選択的手術／予定手術	208
electrolyte	電解質	170
electrophoresis	電気泳動	165
eligibility criteria	選択基準	134
elimination half life	消失半減期	25
ELISA	ELISA／イライザ	94
emergency key	エマージェンシーキー	131
emerging infectious diseases	新興感染症	70
empirical administration	経験的投与	215
enantiomer	鏡像異性体	42
enteric coated drug	腸溶剤	43
enterohepatic circulation	腸肝循環	20
enzyme induction	酵素誘導	22
enzymes responsible for biotransformation of drugs	薬物代謝酵素	21
eradication	除菌／根絶	56
establish (a cell line)	（細胞株）を樹立する	115
evaporate to dryness	蒸発乾固させる	183
evidence-based medicine/EBM	根拠に基づく医療	213
exclusion criteria	除外基準	134
excretion	排泄／移行	18
exogenous/endogenous	外因性／内因性	37
expanded access program/ compassionate use program	拡大利用プログラム／ コンパッショネートユースプログラム	145

English	Japanese	Page
expectedness of an adverse drug reaction	副作用の予測可能性	138
expedited report	緊急報告	144
external inspection	外表検査	111
extrapolate	外挿する	140
ex vivo	*ex vivo*	102

F

English	Japanese	Page
family history/family medical history	家族歴	222
first line	ファーストライン	194
first-pass effect	初回通過効果	19
fixation	固定	177
fluoroquinolone	ニューキノロン	67
F_1 generation	F_1世代	109
forward mutation	前進突然変異	113
free drug/unbound drug	遊離の薬物／非結合形薬物	29
full analysis set	最大の解析対象集団	153
functional group	官能基	23
fungi	真菌	54

G

English	Japanese	Page
gavage	強制経口投与	100
gene	遺伝子	76
gene expression	遺伝子発現	78
general practitioner	開業医／一般開業医	207
generic	後発品／ジェネリック医薬品／ゾロ品	195
generic name	一般名	40
genetic discrimination	遺伝子差別	82
genetic polymorphism	遺伝子多型	79
genetically modified food	遺伝子組換え食品	81
genome	ゲノム	74
genotoxicity study	遺伝毒性試験	106
genotype	遺伝子型	79
give	与える／投与する	12
globulin	グロブリン	165
gold standard	標準薬／標準（的）検査法	195
Good Clinical Practice/GCP	医薬品の臨床試験の実施に関する基準	121
Good Laboratory Practice/GLP	医薬品の安全性に関する非臨床試験の実施基準	104
GOT	グルタミン酸オキサロ酢酸トランスアミナーゼ	169
GPT	グルタミン酸ピルビン酸トランスアミナーゼ	169
Gram stain	グラム染色	57
gross observation	肉眼検査	107
group	群	133

H

HDL cholesterol	HDLコレステロール	167
health care system	医療体制	206
health insurance programs in Japan	日本の医療保険制度	216
health maintenance organization	HMO／会員制民間健康維持組織	219
healthy volunteer	健常被験者	128
HeLa cell	ヒーラー細胞／ヒーラー細胞株	115
helper T cell	ヘルパーT細胞	91
hematocrit	ヘマトクリット	162
hematological examination	血液学的検査	162
hematuria	血尿	173
hemoglobin	ヘモグロビン	163
histological examination	組織学的検査	108
HIV	ヒト免疫不全ウイルス	68
homogenate	ホモジネート	181
hormone	ホルモン	35
hospital-acquired infection	院内感染	64
how supplied	包装	48
humoral immunity	液性免疫	88
hybridoma	ハイブリドーマ	93
hypertonic	高張	186

I

ICH	日米EU医薬品規制整合化国際会議	120
ICU	集中治療室	209
identification of laboratory animals	実験動物の個体識別	99
immunity	免疫	88
immunoglobulin	免疫グロブリン	89
impact factor	インパクトファクター	214
implantation	着床数	110
improve	改善する	211
in vivo/in vitro	*in vivo/in vitro*	102
inbred strain	近交系	98
incidence rate	罹患率／発症率	155
included term	慣用語	141
indicate	〜を適応症とする	45
indication	適応症	44
indirect bilirubin	間接ビリルビン	168
induced pluripotent stem cell	人工多能性幹細胞／iPS細胞	83
infection	感染	63
influenza virus	インフルエンザウイルス	68
influenza	インフルエンザ	69
informed consent	インフォームド・コンセント	130

inhibitor	阻害剤／阻害物質	36
in-house	自社の	193
inpatient/hospitalized patient	入院患者	208
institutional review board/IRB	臨床試験審査委員会／治験審査委員会／施設内審査委員会	128
insulin	インスリン	81
intention-to-treat analysis	Intention-to-treat解析	153
intermediate-sensitive	中等度耐性	61
international birth date	国際誕生日	142
intervention	インターベンション	176
invasive	観血的な／侵襲的な	209
investigational product	治験薬	121
investigational new drug application	新薬臨床試験開始届	192
investigator	試験（治験）責任医師	127
investigator's brochure	治験薬概要書／試験薬概要書	129
i.p.	腹腔内投与	101
isolation	摘出	177
isolation culture	分離培養	59
isozyme	アイソザイム	170
i.v.	静脈内投与	101

K

ketone bodies	ケトン体	172
killer T cell	キラーT細胞	91

L

labeled compound	標識化合物	24
labeling	医薬品の表示／ラベリング	49
launch	上市（じょうし）する	193
LD_{50}	50%致死量	28
LDL cholesterol	LDLコレステロール	166
left shift	左方移動	163
level of significance	有意水準	150
licensing-in	導入	192
licensing-out	導出	193
line listing	ラインリスト	143
lipoprotein	リポタンパク	166
listed	記載されている	143
litter	同腹児	109
loading dose	初期量／負荷量	28
low molecular-weight drug	低分子医薬品	199

M

macrolide	マクロライド系抗生物質	66
magic bullet	特効薬	198

maintenance dose	維持量	28
make up to X mL with solution	メスアップする	186
managed care	マネージド・ケア	218
mechanism of action	作用機序	34
MedDRA	メドラ	140
medical attention	診察／医師による治療	206
medical care	医療	206
medical care insurance/medical insurance	医療保険	215
medical fee	診療報酬	217
medical record	カルテ／診療録／医療記録	221
medical representative	医薬情報担当者	194
Medicare/Medicaid	メディケア／メディケイド	220
MedWatch	メドウォッチ	145
meta-analysis	メタアナリシス	155
metabolic activation	代謝活性化	113
metabolite	代謝物／代謝産物	22
methicillin-resistant *Staphylococcus aureus*	メチシリン耐性黄色ブドウ球菌／MRSA	65
me-too drug(s)/me-too's	ナミ新／ゾロ新	197
micronucleus test with rodents	げっ歯類を用いる小核試験	116
microorganism	微生物	54
microtiter plate	マイクロタイタープレート	93
midstream urine sample	中間尿	172
minimum bactericidal concentration	最小殺菌濃度	62
minimum inhibitory concentration	最小発育阻止濃度	61
molecular formula	分子式	41
monitor	モニター	128
monoclonal antibody	モノクローナル抗体	92
monotherapy	単剤療法／単独療法	134
multicenter study	多施設共同試験	125
multiple drug treatment	併用療法	135
multiresistant	多剤耐性	64
mutagenicity	変異原性	112

N

named patient program	非承認薬個人輸入プログラム	145
National Health Service	国民保健サービス	220
natural history	自然史／自然歴	212
neurotransmitter	神経伝達物質	35
new drug application	新薬承認申請	192
NHI drug price	薬価	218
NOAEL	無毒性量	109

English	Japanese	Page
non-invasive	非観血的／非侵襲的な	209
nucleotide	ヌクレオチド	77
nude mouse	ヌードマウス	98
null hypothesis	帰無仮説	150

O

English	Japanese	Page
occult blood test	潜血反応検査	173
odds ratio	オッズ比	157
off-label use	適応外使用	146
offspring	出生児	110
on	（薬）を使用中である	214
onset of action	作用発現	38
open-label (clinical) study	一般臨床試験／オープン試験	124
opportunistic infection	日和見（ひよりみ）感染症	65
organ weight	器官重量／臓器重量	108
orphan drug	オーファンドラッグ	199
osmotic pressure	浸透圧	186
OTC drug	一般用医薬品／OTC医薬品	198
outcome	転帰	138
outweigh	〜を上回る	50
overdosage	過量投与	49

P

English	Japanese	Page
package insert	添付文書	44
paired serum samples	ペア血清	89
pandemic	パンデミック	70
paraffin embedding	パラフィン包埋（ほうまい）	177
parallel study	並行試験	125
parent/unchanged compound	未変化体／親化合物	22
participant	参加者	127
past (medical) history	既往歴	221
patent cliff	特許切れ問題	196
patient compliance	コンプライアンス	137
patient exposure	使用患者数	143
patient presented with…	〜の状態で来院した	210
peak blood concentration	最高血中濃度	24
pediatric use	小児等への投与	48
peer review	ピアレビュー	213
pellet	ペレット／沈殿	182
penetrate	移行する	19
penicillin	ペニシリン系抗生物質	66
periodic safety update report	定期的安全性最新報告	142
per-protocol analysis	評価可能例のみの解析	153
per-protocol set	治験実施計画書に適合した対象集団	154

person-year	人年（にんねん）	155
pharmacokinetics	薬物動態	18
Pharmacopoeia	薬局方（やっきょくほう）	180
pharmacovigilance	ファーマコビジランス／医薬品安全性監視	144
Phase I clinical study	第Ⅰ相（臨床）試験	122
Phase II clinical study	第Ⅱ相（臨床）試験	122
Phase III clinical study	第Ⅲ相（臨床）試験	123
Phase IV clinical study	第Ⅳ相（臨床）試験	123
phenotype	表現型	80
physical development	身体発達	111
physician's office	診察室	208
physiological saline	生理食塩液	186
pipeline	パイプライン	193
pipet	ピペット	182
pivotal clinical study/trial	ピボタル試験	122
placebo	プラセボ／偽薬	132
plasma	血漿（けっしょう）	164
plasma (serum) electrolytes	血漿（血清）電解質	170
platelet	血小板	164
p.o./i.v.	経口投与／静脈内投与	16
point of service	POS／ポイントオブサービス	220
polyclonal antibody	ポリクローナル抗体	93
polymerase chain reaction	ポリメラーゼ連鎖反応／PCR法	81
position	位（い）	23
position	体位	136
potency	効力	38
potent	強力な	38
potentiation	相乗作用	39
power (of test)	検出力	151
precautions	使用上の注意	46
preferred provider ogzaniation	PPO／特約医療機構	219
preferred term	基本語	140
prescribe	処方する	210
prescription drug	要指示医薬品／医療用医薬品／処方箋薬	198
present illness	現病歴	221
prevalence rate/prevalence	有病率	155
primary cell culture	初代細胞／初代培養細胞	114
primary endpoint	主要評価項目	133
prion	プリオン	55
prodrug	プロドラッグ	43
prognosis	予後	212
proportional hazard model	比例ハザードモデル	157

英語	日本語	ページ
prospective study	プロスペクティブな試験／前向き試験	126
protein	タンパク質	78
protein binding	タンパク結合	29
protocol	試験計画書	130
protozoa	原虫	55
PT	プロトロンビン時間	174
pure culture	純培養	59
p value	p値	152

Q

英語	日本語	ページ
qualitative	定性的な	175
quality assurance unit	信頼性保証部門	104
quantitative	定量的な	175
quarantine	検疫	99

R

英語	日本語	ページ
R&D	研究開発	192
randomly allocate/assign	無作為に割り付ける	133
raw data	生データ	103
receive	受ける	12
receptor	受容体	34
recombinant DNA technology	遺伝子組換え技術	80
recur	(症状／病気が)再発する	212
red blood cell	赤血球	162
reference standard	標準品	185
reflux condenser	還流冷却器	183
reimbursement	(医療費)償還／診療報酬払い戻し	216
relapse	(症状が)再発する／(患者が)悪い状態に戻る	211
relative risk	相対危険／相対危険度	156
repeated dose toxicity study	反復投与毒性試験	106
reproductive and developmental toxicity study	生殖発生毒性試験	107
resistant	耐性を持つ	60
resorption	吸収／吸収胚	110
retrospective study	レトロスペクティブな試験／後向き試験	126
reverse mutation test in bacteria	細菌を用いる復帰突然変異試験	113
risk	リスク／危険度	156
risk factor	リスクファクター／危険因子	156
RNA	リボ核酸	77
route of administration	投与経路	15
run-in period	治験導入期／導入期	136
Rx-to-OTC switch	スイッチOTC	198

S

英語	日本語	ページ
safety	安全性	140

salt	塩（えん）	170
sample size	被験者数	133
screen	スクリーニングを行う	175
screening	スクリーニング	175
secretion	分泌	35
sectioning	薄切（はくせつ）	178
sedimentation	沈渣（ちんさ）	172
selectivity	選択性	37
self-limited	一過性の／自己限定性の／自己終息的な	210
semiquantitative	半定量的な	176
sensory function	感覚機能	111
sequence	配列を決定する	82
serial dilution	系列希釈法	62
serious adverse event	重篤な有害事象	139
serological test	血清検査	89
serum	血清	164
severity of an adverse event	有害事象の重症度	139
share of voice	SOV	194
single-blind study	単盲検試験／単純盲検試験	123
single dose toxicity study	単回投与毒性試験	106
single nucleotide polymorphism	一塩基多型	80
site management organization	臨床試験（治験）施設支援機関	129
skeletal examination	骨格検査	112
snake oil	ニセ薬	199
S9 mix	S9ミックス	114
solubility	溶解性	50
solution	溶液	181
specialty	診療科	207
species	種（しゅ）／動物種	98
specific	特異的に	37
sponsor	試験委託者／試験（治験）依頼者／スポンサー	105
spontaneous report	自発報告	144
spot urine	随時尿	171
staining	染色	178
stand	静置する／放置する	183
standard curve	検量線	187
standard operating procedures	標準操作手順書	105
standard solution	標準液	185
statistical analysis	統計解析	150
steady state	定常状態	26
steady-state concentration	定常状態濃度	27
sterilization	滅菌	56

English	日本語	Page
stock solution	保存溶液	185
strain	菌株／株	59
strain	系統	98
stratification	層別	154
structural formula	構造式	41
study director	試験責任者	104
study institution	試験（治験）実施施設	128
subject	対象	127
subtype	サブタイプ	37
superinfection	菌交代症／重複感染	70
suppressor T cell	サプレッサーT細胞	91
susceptible	感受性を持つ	60
suspension	懸濁液（けんだくえき）	180
sustained-release preparation	徐放性製剤	43
synergism	協力作用	39
systemic circulation	全身循環	20

T

English	日本語	Page
tailor-made medication	テーラーメード医療	81
take	服用する／吸入する	13
targeted therapy	分子標的治療	200
test substance	被験物質	102
test system	試験系	101
testing facility management	運営管理者	104
therapeutic range	治療域	27
thesaurus	シソーラス	141
titration	滴定	184
T_{max}	最高血中濃度到達時間	25
tolerability	忍容性	139
total cholesterol	総コレステロール	167
total protein	総タンパク	165
trade name/brand name	販売名／商品名	40
transcription	転写	78
transgenic animal	トランスジェニック動物	99
translation	翻訳	78
transmission	伝播	63
treat	治療する／処置する	12
triage	分類する	144
triglyceride	中性脂肪	167
trimming	切り出し	177
triple-blind study	三重盲検試験	124
trough blood concentration	血中トラフ濃度	27
24 hour urine	24時間蓄尿	171

type I error	第1種の誤り	151
type II error	第2種の誤り	151

U

uncontrolled study	非対照試験	124
underlying disease	基礎疾患	135
universal health coverage	(国民)皆保険	215
unlisted	未記載の	143
urinalysis	尿検査	171
urinary cast	尿円柱	173
urine (total) protein	尿タンパク	171
urine bilirubin	尿ビリルビン	172
use during pregnancy, delivery or lactation	妊婦、産婦、授乳婦等への投与	47
use in the elderly	高齢者への投与	48
utilization review	医療の適切性に関する審査	219

V

vaginal smear	膣垢塗沫(ちつこうとまつ)標本／膣スミア	112
variant strain	変異株	63
vehicle	溶媒／担体	103
viral load	ウイルス量	68
virus	ウイルス	54
visceral examination	内臓検査	111
vital sign	バイタルサイン	136
volume of distribution	分布容積	26
volumetric flask	メスフラスコ	184

W

warning	警告	45
washout	ウォッシュアウト／休薬	136
white blood cell	白血球	163
whole animals	丸ごとの動物	108
window period	ウィンドウピリオド	90
withdrawal/dropout	中止例／脱落例	131

●和文索引　英語—日本語—ページ数（五十音順）

あ

アイソザイム	170
与える／投与する	12
悪化させる	211
アドヒアランス	137
アミノグリコシド系抗生物質	66
(病気／症状が)現れる	211
アルカリホスファターゼ	169
アルブミン	165
安全性	140
アンテドラッグ	43

い

位(い)	23
移行する	19
維持量	28
一塩基多型	80
1日2回	15
一過性の／自己限定性の／自己終息的な	210
一般名	40
一般用医薬品／OTC医薬品	198
一般臨床試験／オープン試験	124
遺伝子	76
遺伝子型	79
遺伝子多型	79
遺伝子組換え技術	80
遺伝子組換え食品	81
遺伝子差別	82
遺伝子発現	78
遺伝毒性試験	106
医薬情報担当者	194
医薬品開発業務受託機関	129
医薬品の安全性に関する非臨床試験の実施基準	104
医薬品の表示／ラベリング	49
医薬品の臨床試験の実施に関する基準	121
ELISA／イライザ	94
医療	206
医療現場／医療の場／臨床状況	207
医療体制	206
医療の適切性に関する審査	219
(医療費)償還／診療報酬払い戻し	216
医療保険	215
因果関係	138
インスリン	81
インターベンション	176
intention-to-treat解析	153
院内感染	64
インパクトファクター	214
in vivo／in vitro	102
インフォームド・コンセント	130
インフルエンザ	69
インフルエンザウイルス	68

う

ウイルス	54
ウイルス量	68
ウィンドウピリオド	90
ウォッシュアウト／休薬	136
受ける	12
〜を上回る	50
運営管理者	104

え

HMO／会員制民間健康維持組織	219
液性免疫	88
液体培地希釈法	61
ex vivo	102
SOV	194
S9ミックス	114
HDLコレステロール	167
F_1世代	109
エマージェンシーキー	131
LDLコレステロール	166
塩(えん)	170
塩基対(つい)	76
塩基配列	77
遠心分離／遠心(法)	181

お

オーファンドラッグ	199
オーソライズドジェネリック	197
オッズ比	157

か

外因性／内因性	37
開業医／一般開業医	207
改善する	211
外挿する	140
解読する	82
開発記号／開発番号	40
外表検査	111
外来(診療)の／携帯型機器を用いた	208
化学名	40
化学療法	67
拡宣	194
拡大利用プログラム／コンパッショネートユースプログラム	145
家族歴	222
偏り／バイアス	154
画期的新薬／ブロックバスター／ピカ新	197
活性化部分トロンボプラスチン時間	174
過量投与	49
カルテ／診療録／医療記録	221
感覚機能	111
観血的な／侵襲的な	209
がん原性試験	106
患者背景	135
感受性を持つ	60
間接ビリルビン	168
感染	63
寒天平板	62
寒天平板希釈法	62
官能基	23
慣用語	141
還流冷却器	183

き

起炎菌／起炎微生物	64
既往歴	221
器官重量／臓器重量	108
企業中核安全性情報	142
企業中核データシート	142
記載されている	143
基礎疾患	135
基本語	140
帰無仮説	150
球菌	57

吸光度	187
吸収	18
吸収／吸収胚	110
強制経口投与	100
鏡像異性体	42
協力作用	39
強力な	38
キラーT細胞	91
切り出し	177
菌株／株	59
禁忌	45
〜には禁忌である	45
緊急報告	144
近交系	98
菌交代症／重複感染	70

く

グラム染色	57
クリアランス	30
繰り返す	182
クリティカルパス	213
グルタミン酸オキサロ酢酸トランスアミナーゼ	169
グルタミン酸ピルビン酸トランスアミナーゼ	169
クレアチニン	168
クレアチニンクリアランス	169
クロスオーバー試験	125
グロブリン	165
群	133

け

経験的投与	215
経口投与／静脈内投与	16
警告	45
系統	98
系列希釈法	62
ケージ	100
血液学的検査	162
血液凝固	174
血液生化学的検査	164
血漿(けっしょう)	164
血漿(血清)電解質	170
血小板	164
げっ歯類を用いる小核試験	116
血清	164

血清検査	89
血中トラフ濃度	27
血中濃度	24
血中濃度時間曲線下面積	25
血糖値／空腹時血糖	166
血尿	173
ケトン体	172
ゲノム	74
検疫	99
嫌気性菌	57
研究開発	192
検出力	151
健常被験者	128
懸濁液（けんだくえき）	180
原虫	55
現病歴	221
検量線	187

こ

広域抗生物質	58
好気性菌	57
抗菌スペクトル	58
抗菌力を示す	60
抗原	88
抗原不連続変異	69
抗原連続変異	69
抗細菌剤(薬)／抗菌剤(薬)	56
抗生物質／抗生剤	55
構造式	41
酵素誘導	22
抗体	88
抗体価	90
高張	186
後天性免疫不全症候群／エイズ	68
後発品／ジェネリック医薬品／ゾロ品	195
抗微生物剤(薬)／抗菌剤(薬)	55
交絡	154
合理的薬物設計／ラショナルドラッグデザイン	195
効力	38
高齢者への投与	48
国際誕生日	142
（国民）皆保険	215

国民保健サービス	220
50%致死量	28
50%有効量	28
骨格検査	112
固定	177
コホート研究	126
コレステロール	166
コロニー形成単位	63
根拠に基づく医療	213
混餌（こんじ）投与する	101
コンプライアンス	137

さ

細菌	54
細菌を用いる復帰突然変異試験	113
剤形／剤型	14
最高血中濃度	24
最高血中濃度到達時間	25
最小殺菌濃度	62
最小発育阻止濃度	61
最大の解析対象集団	153
（症状が）再発する／（患者が）悪い状態に戻る	211
（症状／病気が）再発する	212
細胞株／株化細胞	115
細胞性免疫	90
殺菌作用	67
作動薬／刺激薬／アゴニスト	36
サブタイプ	37
サプレッサーT細胞	91
左方移動	163
作用機序	34
作用時間／作用持続時間	38
作用発現	38
参加者	127
三重盲検試験	124

し

CD分類	92
試験委託者／試験(治験)依頼者／スポンサー	105
試験系	101
試験計画書	130
試験(治験)実施施設	128

試験（治験）責任医師	127
試験責任者	104
自社の	193
市中感染（症）	64
自然史／自然歴	212
シソーラス	141
実験動物の個体識別	99
実薬	132
自発報告	144
遮断薬／拮抗薬／アンタゴニスト／ブロッカー	36
種（しゅ）／動物種	98
集中治療室	209
重篤な有害事象	139
主訴	221
出血時間	174
出生児	110
受容体	34
主要評価項目	133
（細胞株）を樹立する	115
馴化（じゅんか）	99
純培養	59
使用患者数	143
上市（じょうし）する	193
消失半減期	25
使用上の注意	46
（薬）を使用中である	214
〜の状態で来院した	210
消毒	56
小児等への投与	48
蒸発乾固させる	183
静脈内投与	101
症例−対照試験	126
除外基準	134
初回通過効果	19
初期量／負荷量	28
除菌／根絶	56
初代細胞／初代培養細胞	114
処方する	210
徐放性製剤	43
飼料	100
心カテーテル検査	176

真菌	54
神経伝達物質	35
新興感染症	70
人工多能性幹細胞／iPS細胞	83
診察／医師による治療	206
診察室	208
身体発達	111
診断する	213
慎重投与	46
浸透圧	186
新薬承認申請	192
新薬臨床試験開始届	192
信頼区間	157
信頼性保証部門	104
診療	207
診療科	207
診断群分類	217
診療報酬	217
親和性	36

す

随時尿	171
スイッチOTC	198
スクリーニング	175
スクリーニングを行う	175
（〜）ずつ	182

せ

静菌作用	67
生殖発生毒性試験	107
静置する／放置する	183
生物学的製剤	201
生物学的同等性試験	29
生理食塩液	186
赤血球	162
セフェム系抗生物質	66
潜血反応検査	173
染色	178
染色体	76
全身循環	20
前進突然変異	113
選択基準	134
選択性	37
先発品	196

そ

相加作用	39
相互作用	47
総コレステロール	167
相乗作用	39
相対危険／相対危険度	156
総タンパク	165
層別	154
阻害剤／阻害物質	36
組織学的検査	108

た

体位	136
第1種の誤り	151
第I相(臨床)試験	122
待機手術／選択的手術／予定手術	208
第III相(臨床)試験	123
代謝活性化	113
代謝物／代謝産物	22
体重増加	107
対照	102
対象	127
対照群	103
対照物質	103
耐性を持つ	60
第2種の誤り	151
第II相(臨床)試験	122
第IV相(臨床)試験	123
多剤耐性	64
多施設共同試験	125
脱水	179
脱パラフィン／水和	178
ダブルダミー法	132
単回投与毒性試験	106
単剤療法／単独療法	134
タンパク結合	29
タンパク質	78
単盲検試験／単純盲検試験	123

ち

地域を対象とする研究／地域研究	127
治験実施計画書に適合した対象集団	154
治験導入期／導入期	136
治験薬	121
治験薬概要書／試験薬概要書	129
膣垢塗沫(ちつこうとまつ)標本／膣スミア	112
チトクロームP-450	20
着床数	110
中間尿	172
中止例／脱落例	131
中性脂肪	167
中等度耐性	61
腸肝循環	20
調剤する	210
調査票	130
腸溶剤	43
直接ビリルビン	168
治療域	27
治療する／処置する	12
沈渣(ちんさ)	172

て

定期的安全性最新報告	142
定常状態	26
定常状態濃度	27
ディスク法	61
定性的な	175
低分子医薬品	199
定量的な	175
テーラーメード医療	81
デオキシリボ核酸	75
適応外使用	146
適応症	44
〜を適応症とする	45
摘出	177
滴定	184
電解質	170
転帰	138
電気泳動	165
転写	78
伝播	63
添付文書	44

と

統計解析	150
導出	193
透徹(とうてつ)	179

導入	192		バイオベター	202
同腹児	109		排泄／移行	18
投与間隔	14		バイタルサイン	136
投与期間	16		パイプライン	193
投与経路	15		ハイブリドーマ	93
投与する	12		培養と感受性検査	214
投与の頻度	15		配列を決定する	82
特異的に	37		薄切(はくせつ)	178
床敷(とこしき)	100		白血球	163
特許切れ問題	196		白血球分画	163
特効薬	198		パラフィン包埋(ほうまい)	177
ドラッグデリバリーシステム	44		半定量的な	176
ドラッグラグ	200		パンデミック	70
トランスジェニック動物	99		販売名／商品名	40
			反復投与毒性試験	106

な

内臓検査	111			
生データ	103			
ナミ新／ゾロ新	197			

ひ

ピアレビュー	213
PPO／特約医療機構	219
日帰り手術	209
比較試験	124
非観血的／非侵襲的な	209
被験者数	133
被験物質	102
B細胞	91
非承認薬個人輸入プログラム	145
微生物	54
非対照試験	124
p値	152
PTP包装	49
ヒト免疫不全ウイルス	68
ピペット	182
ピボタル試験	122
評価可能例のみの解析	153
表現型	80
標識化合物	24
標準液	185
標準操作手順書	105
標準品	185
標準薬／標準(的)検査法	195
日和見(ひより)感染症	65
ヒーラー細胞／ヒーラー細胞株	115
ビリルビン	167

に

肉眼検査	107
二重盲検試験	123
24時間蓄尿	171
ニセ薬	199
二相性の消失	26
日米EU医薬品規制整合化国際会議	120
日本の医療保険制度	216
入院患者	208
ニューキノロン	67
尿円柱	173
尿検査	171
尿素窒素	168
尿タンパク	171
尿ビリルビン	172
人年(にんねん)	155
妊婦、産婦、授乳婦等への投与	47
忍容性	139

ぬ

ヌードマウス	98
ヌクレオチド	77

は

バイオアベイラビリティ	29
バイオシミラー	201

比例ハザードモデル	157

ふ

ファーストライン	194
ファーマコビジランス／医薬品安全性監視	144
封入	179
腹腔内投与	101
副作用	47, 137
副作用の予測可能性	138
服用する／吸入する	13
プラセボ／偽薬	132
プリオン	55
ブリッジング試験	125
プロスペクティブな試験／前向き試験	126
プロドラッグ	43
プロトロンビン時間	174
分化	89
分化抗原	92
分割投与	15
分子式	41
分子標的治療	200
分泌	35
分布	18
分布容積	26
分離培養	59
分類する	144

へ

ペア血清	89
並行試験	125
併用薬	134
併用療法	135
ベースライン／基礎期	135
βラクタム系抗生物質	65
ペニシリン系抗生物質	66
ヘマトクリット	162
ヘモグロビン	163
ヘルパーT細胞	91
ペレット／沈殿	182
変異株	63
変異原性	112

ほ

ポイントオブサービス／POS	220
抱合	20
包装	48
保存溶液	185
哺乳類培養細胞を用いる染色体異常試験	114
ホモジネート	181
ポリクローナル抗体	93
ポリメラーゼ連鎖反応／PCR法	81
ホルモン	35
翻訳	78

ま

マイクロタイタープレート	93
マクロライド系抗生物質	66
マネージド・ケア	218
丸ごとの動物	108

み

未記載の	143
未変化体／親化合物	22

む

無作為に割り付ける	133
無毒性量	109

め

メスアップする	186
メスフラスコ	184
メタアナリシス	155
メチシリン耐性黄色ブドウ球菌／MRSA	65
滅菌	56
メディケア／メディケイド	220
メドウォッチ	145
メドラ	140
免疫	88
免疫グロブリン	89

も

盲検化	132
モニター	128
モノクローナル抗体	92

や

薬剤感受性試験	60
薬物／薬剤／薬	131
薬物相互作用	21
薬物代謝酵素	21
薬物動態	18
薬理活性を持つ	23

薬価	218
薬局方(やっきょくほう)	180

ゆ

有意水準	150
有害事象	137
有害事象の重症度	139
有効性／効き目	39
有効量	16
誘導体／類縁物質	197
有病率	155
遊離の薬物／非結合形薬物	29

よ

溶液	181
溶解性	50
要指示医薬品／医療用医薬品／処方箋薬	198
溶媒／担体	103
用法	14
用法・用量	46
用量／投与する	13
用量／投与量／投与量の決定	13
用量依存的な	17
用量設定試験	108
用量漸増法	16
用量反応関係	17
用量反応曲線	17
予後	212

ら

ラインリスト	143

り

罹患率／発症率	155
リスク／危険度	156
リスクファクター／危険因子	156
リボ核酸	77
リポタンパク	166
臨床経過／経過	212
臨床検査室	162
臨床試験／治験	120
臨床試験(治験)施設支援機関	129
臨床試験審査委員会／治験審査委員会／施設内審査委員会	128
臨床分離株	58

れ

レトロスペクティブな試験／後向き試験	126

●参考文献

『医学英文にみる類似語の使い方』(横井川泰広著／金芳堂)

『医学大辞典』(南山堂)

『医学論文を読む―臨床医に必要な統計学の基礎』(Richard K. Riegelman・Robert P. Hirsch 著、森田茂穂・新見能成監訳／メディカル・サイエンス・インターナショナル)

『遺伝学用語辞典 (第4版)』(東京化学同人)

『医療用医薬品添付文書の用語と解説』(日本製薬工業協会編／じほう)

『英和・和英 医薬実用英語ハンドブック』(澤田邦昌著／じほう)

『化学英語の活用辞典』(千原秀昭著／化学同人)

『化学大辞典』(大木道則 他編／東京化学同人)

『最新医学大辞典』(医歯薬出版)

『最新 よくわかる医薬品業界』(長尾剛司著／日本実業出版社)

『市場原理に揺れるアメリカの医療』(李啓充箸／医学書院)

『実験動物学事典』(藤原公策 他編／朝倉書店)

『知っておきたいFDAの知識』(石居昭夫著／薬事日報社)

『好きになる分子生物学』(萩原清文著／講談社)

『ステッドマン医学大辞典』(メジカルビュー社)

『添付文書英訳のための辞書 効能・効果』(薬事日報社)

『統計用語辞典』(芝祐順著／新曜社)

『ドーランド医学大辞典』(廣川書店)

『分子細胞生物学辞典』(村松正実 他編／東京化学同人)

『ヘルスサイエンスのための統計科学』(駒沢勉 他著／医歯薬出版)

『臨床英文の正しい書き方』(羽白清著／金芳堂)

Dorland's Electronic Medical Dictionary (W.B.Saunders Company)

Goodman and Gilman's the pharmacological basis of therapeutics (Alfred Goodman Gilman / McGraw-Hill)

Stedman's medical dictionary (William R. Hensyl / Williams & Wilkins)

●インターネット

医薬品医療機器情報提供ホームページ (http://www.pmda.go.jp/)

e-Gov 法令検索 (http://www.e-gov.go.jp/index.html)

厚生労働省 (http://www.mhlw.go.jp/)

国立医薬品食品衛生研究所 (http://www.nihs.go.jp/index-j.html)

特許庁 (http://www.jpo.go.jp/indexj.htm)

日米EU医薬品規制調和国際会議 (https://www.pmda.go.jp/int-activities/int-harmony/ich/0014.html)

日本製薬工業協会 (http://www.jpma.or.jp/)

「日本薬局方」(http://www.mhlw.go.jp/stf/seisakunitsuite/bunya/0000066530.html)

Centers for Disease Control and Prevention (https://www.cdc.gov/)

Food and Drug Administration (https://www.fda.gov/)

PubMed (https://www.ncbi.nlm.nih.gov/pubmed/)

医学・薬学翻訳者
森口理恵(もりぐち・りえ)
京都薬科大学薬学科卒業後、香料メーカーに勤務。退社後、医薬系翻訳会社での勤務を経て医薬翻訳者に。医学・薬学の論文や医薬品・医療機器の関連資料、健康関連書籍などの英日・日英翻訳を手がける。各種翻訳教育機関における英日翻訳の指導やテキスト作成など、翻訳者教育の経験も豊富。

まずはこれから！
医薬翻訳者のための英語

2011年 7月10日 第1刷発行
2017年10月10日 第2刷発行

著　者　———　森口理恵

発行人　———　塩谷茂代
発行所　———　イカロス出版株式会社
　　　　　〒162-8616 東京都新宿区市谷本村町2-3
　　　　　［電話］販売部 03-3267-2766
　　　　　　　　 編集部 03-3267-2719
　　　　　［URL］http://www.ikaros.jp/

編　集　———　渡邉絵里子
デザイン ———　村上千津子
印刷所　———　図書印刷株式会社

cover photo : ©iStockphoto.com/©Floortje
©Rie Moriguchi 2011　　Printed in Japan
定価はカバーに表示してあります。本書の無断転載・複製を禁じます。